Befrei Dich von Nackenschmerzen

Juliane Vögele

Befrei Dich von Nackenschmerzen

Warum habe ich Nackenverspannungen?

Wie kann ich meine Nackenschmerzen beseitigen?

Wirksames Nackentraining mit gezielten Übungen für die Nackenmuskulatur

---

www.verlag-buch.de

BEWUSSTSEIN UND CHANCE HEUTE
Der Verlag BUCH ist ein Imprint der
Conzepke GmbH & Co.KG,
Mainaustr. 185, 78464 Konstanz
info@verlag-buch.de

4. Auflage

ISBN 978-3-936612-89-9 (PRINT)
ISBN 978-3-936612-90-5 (EBOOK)

Buch- und Umschlaggestaltung: Juliane Vögele, Frank Stange

Abbildungen: fotolia.com, Juliane Vögele, Marina Karremann

Inhaltsverzeichnis

Dank

An der Stelle möchte ich meinen Dank an die Personen richten, die mich bei meinem Buch unterstützt haben. Einige seien nachfolgend genannt.

Marina Karremann
„Du bist ein tolles Model!“

Manfred Karremann, Johannes Laidler und Josef Hütter
„Danke für die Fotos!“

fitIn, Bodolz
„Danke, dass wir die Fotos in Eurem Raum machen durften!“

Cornelia Langlois
„Danke für das Korrekturlesen!“

Frank Stange, mein Verleger

„Danke für die Unterstützung!“

Nackenschmerzen

Nacken-Schulter-Arm-Syndrom, Zervikalsyndrom, Zervikobrachial-Syndrom, Zervikozephales Syndrom - all diese Begriffe stammen aus dem Umfeld von Nackenschmerzen.

Sorgen, Belastungen und Anstrengungen des täglichen Lebens sind nur zu verkraften, wenn Menschen durch Freude, Entspannung und Zeit für sich selbst wieder Kraft tanken können.

Leider achten viele Menschen mit funktionellen Beschwerden ihres Hals-Nackenbereichs zu wenig auf diese Botschaft des Körpers. Sie haben verlernt, diese schmerzhaften Signale als einen Hinweis zu verstehen, dass hier Funktionsstörungen bestehen und dies auf Dauer zu Schäden führen kann.

Wenn Nackenschmerzen über Monate und Jahre andauern, in viele Richtungen ausstrahlen, zur "erdrückenden Kreuzlast" werden, muss der behandelnde Arzt zunächst Ursachenforschung betreiben. Viele Schmerzen haben ihre Ursache in der Nackenmuskulatur. Die kleinste Störung auch nur eines Teils des Rückengefüges kann das empfindliche Gleichgewicht stören. Ursachen schmerzhafter Muskelverspannungen sind in den meisten Fällen Nerven-Irritationen in den Wirbelgelenken als Folge einer Fehlbelastung oder auch eines bereits bestehenden Schadens.

Untersucht man die Menschen in Deutschland, die unter Schmerzen leiden, finden sich darunter 70 Prozent mit Rückenschmerzen. Und davon hat ca. jeder Dritte speziell Probleme mit der Hals- und Schultergürtelpartie. Meistens entstehen die Nackenschmerzen durch den Beruf. Betroffen sind nicht nur ältere Menschen, bereits vor dem 30. Lebensjahr treten bei vielen Betroffenen erste Verschleißerscheinungen auf.

Auch wenn die Schmerzen sehr stark sind, handelt es sich in den meisten Fällen von "steifem Hals" um Muskelverspannungen und -verkrampfungen, die durch „falsches" Sitzen oder Liegen entstanden sind.

Oft sind es Menschen, die viel sitzen, die unter Verspannungen im Nackenbereich leiden. So hilft, abgesehen von einer aufrechten Haltung, Entspannungsübungen und einem Schutz vor Zugluft, besonders die Bewegung. Denn Bewegung erhöht die Stabilität der Knochen und kräftigt die Muskulatur. Liegen hingegen verstärkt die Verkrampfung eher. Deshalb sollten Sie selbst bei stärkeren Schmerzen nicht unnötig lange im Bett liegen bleiben.

Möglichkeiten der Einteilung des HWS-Syndroms

Das HWS-Syndrom kann man u. a. nach dem Verlauf einteilen.

Akutes HWS-Syndrom: Hier beschränken sich die Schmerzen auf die Wirbelsäule. Es können aber zusätzlich Schulter- und Nackenschmerzen auftreten.

Chronisches HWS-Syndrom: Hier kann der Betroffene keinen bestimmten Schmerzpunkt erkennen.

Auch nach der Schmerzausstrahlung kann eine Einteilung vorgenommen werden.

- lokales HWS-Syndrom
- pseudoradikuläres HWS-Syndrom
- radikuläres HWS-Syndrom

Radikuläres HWS-Syndrom: Die Nervenwurzel (latein. radix) ist betroffen und die Schmerzen strahlen dementsprechend entlang der betreffenden Nerven aus.

Pseudoradikuläre HWS-Syndrom: Die Nervenwurzel ist nicht betroffen. Es treten Kopfschmerzen, Schwindelattacken und Hör- und Schluckstörungen auf. Die Schmerzen können auch in die Arme ausstrahlen. Dann nämlich, wenn der untere Teil der Halswirbelsäule betroffen ist.

Noch eine Möglichkeit der Einteilung des HWS-Syndroms richtet sich nach der Schmerzlokalisation.

Oberes HWS-Syndrom: Hier befinden sich die Schmerzen im Bereich des ersten oder zweiten Halswirbelkörpers.

Mittleres HWS-Syndrom: Hier befinden sich die Schmerzen im Bereich des dritten, vierten oder fünften Halswirbelkörpers.

Unteres HWS-Syndrom: Hier befinden sich die Schmerzen im Bereich der Halswirbelkörper 6, 7 oder 8.

Erkrankungen / Beschwerden durch Nackenprobleme

Zwischen der Wirbelsäule und den inneren Organen bestehen Verbindungen. Die Nervenbahnen des Rückenmarks (Spinalnerven) tauschen sich ständig mit dem Gehirn aus. Und die Informationen des Gehirns wiederum werden über die Nerven des Rückenmarks an das Organ / Organsystem, mit dem sie in Verbindung stehen, weitergeleitet.

Der erste Teil der Wirbelsäule ist gleichzeitig der beweglichste - die Halswirbelsäule (HWS). Die Wirbelkörper und alle anderen Strukturen sind kleiner als beim Rest der Wirbelsäule, deshalb können hier viele Probleme auftauchen.

Dann ist es möglich, dass **Schmerzen im Kopf, den Armen, dem Oberkörper, bis hin zu den Fingern**, auftreten. Die Spinalnerven, die aus dem Rückenmark austreten, liegen hier sehr eng beieinander und können, wie im nächsten Kapitel zu lesen, durch Verrenkungen, Muskelverhärtungen, Bandscheibendruck oder knöcherne Veränderungen gequetscht oder gedrückt werden, so dass Schmerzen verursacht werden, die auch „ausstrahlen" können. Es kann in allen Bereichen schmerzen, aber auch in nur einem Teil, z. B. den Fingern.

Wird die Wirbelschlagader eingeengt, kann es zu **migräneartigen Anfällen mit heftigen Kopfschmerzen, Tinnitus, Schwindelgefühl, Seh- und Schluckstörungen** kommen.

Funktionsstörungen der Schilddrüse mit Knotenbildung treten manchmal bei Reizungen im unteren HWS-Bereich (meist C7) auf. Eine länger bestehende Fehlstellung eines Halswirbels kann zudem zu **Erkältungen, Schleimbeutelentzündungen** oder auch einem **Tennisarm** führen.

Es ist möglich, dass das Tragen einer Halskrause zu chronischen oder zumindest lang andauernden Nackenverspannungen führt, da durch die Ruhigstellung und Entlastung die Haltemuskeln ihre Arbeit quasi „verlernen“. So wird zwar evtl. eine momentane Schmerzlinderung erreicht, aber langfristig das Problem gefestigt.

Sekundäre Beschwerden als Folge von HWS-Problemen

Schulterschmerzen und Armschmerzen können beim Zervikalsyndrom (HWS-Syndrom) auftreten. Hierbei werden zwar die Nerven nicht in Mitleidenschaft gezogen, die Schmerzen können aber dennoch in die Schulter und den Arm ausstrahlen. Ist der Nacken extrem verspannt, kann das auch dazu führen, dass der Kopf nicht mehr bewegt werden kann. Es kommt zum sogenannten „steifen Hals“. Auch beim Zervikobrachial-Syndrom (Hals-Arm-Syndrom) strahlen die Schmerzen in die Schulter und den Arm aus. Selbst Lähmungserscheinungen oder Sensibilitätsstörungen an den Händen können auftreten.

Migräne und Kopfschmerzen werden häufig durch chronische Nackenschmerzen ausgelöst oder verstärkt.

Entzündungen in der Schulter können durch eine Schonhaltung und das Vermeiden von schmerzhaften Bewegungen aufgrund chronischer Nackenschmerzen entstehen.

Bandscheibenprobleme bzw. Bandscheibenvorfälle können durch Nackenschmerzen begünstigt werden. Eine verspannte Muskulatur ist nicht so stark beanspruchbar wie im Normalfall. Deshalb werden dadurch die Wirbelgelenke mehr belastet.

Atemstörungen können durch eine flache, gepresste Atmung entstehen. Da ein „steifer Hals“ sich auf den Brustkorb ausdehnen kann, wird dann die Atmung beeinträchtigt

Sehstörungen, also krankhafte oder fehlerhafte Veränderungen der optischen Wahrnehmung wie Augenflimmern, verminderte Sehschärfe, Gesichtsfeldeinschränkungen oder Doppelbilder, können durch ein HWS-Syndrom verursacht werden. Beispielsweise durch Durchblutungsstörungen des Gehirns, evtl. durch die Einengung einer Arterie im Halswirbelbereich. Dann kommt es auch oft gleichzeitig zu einem Migräne-Anfall mit Lichtblitzen, Gesichtsfeldeinschränkungen oder Augenflimmern.

Schluckbeschwerden können ohne begleitende Schmerzen (Dysphagie) oder mit Halsschmerzen oder aber mit Schmerzen beim Schlucken auftreten (Odynophagie). Es gibt viele Ursachen für Schluckstörungen, u. a. auch ein HWS-Syndrom. Die Verspannungen in der betroffenen Muskulatur oder Blockaden der Halswirbel können Schluckbeschwerden auslösen. Darüber hinaus kann auch ein knöcherner Umbau zwischen den einzelnen Wirbelkörpern (Spondylosis deformans) diese begünstigen und zudem zu erheblichen Einschränkungen der Funktionalität der HWS führen. Manchmal sind auch sogenannte Knochensporne (Osteophyten) an der Halswirbelsäule, die meistens durch Verschleißerscheinungen entstehen, die Ursache für Schluckbeschwerden. Als Begleiterscheinung der Schluckbeschwerden können manchmal auch eine **Heiserkeit** („Frosch im Hals-Syndrom“) oder auch Schwindel und Ohrgeräusche auftreten.

Tinnitus, also eine krankhafte Wahrnehmung eines Geräusches, Klingelns oder Tons in den Ohren, kann u. a. durch eine akute Blockierung des Kopfgelenks bei einem HWS-Syndrom auftreten. Auch ein Rauschen oder das Wahrnehmen von hohen Tönen kann auf Halswirbelsäulenprobleme hindeuten. Der Tinnitus kann dauerhaft auftreten oder anfallartig immer wieder in kurzen Episoden. Mit dem Tinnitus können auch Symptome wie Tieftonschwerhörigkeit eines Ohres, gesteigerte Hörempfindung (Hyperakusis) und Schwankschwindel in Erscheinung treten.

Sensible Störungen (z. B. Kribbeln in den Armen) entstehen im Rahmen eines HWS-Syndroms aufgrund der mechanischen Kompression der Nervenwurzeln, die aus der Halswirbelsäule austreten (z. B. durch einen Bandscheibenvorfall oder eine knöcherne Einengung durch Veränderungen an den Wirbelkörpern). Eine Reizung des Armplexus, (Nervengeflecht durch Zusammenschluss der einzelnen Nervenwurzeln) zeigt sich oft in einem bohrenden, ziehenden oder dumpfen Schmerz, der vom Nacken in die Schulter, den Arm und die Hand ausstrahlt. Es kann zu Missempfindungen (Taubheitsgefühl), Reflexausfällen, Sensibilitätsstörungen (Kribbeln) bis hin zu Lähmungserscheinungen kommen.

Ein erhöhter Blutdruck, gesteigerte Herz- und Atmungsaktivität, Pupillenweitstellung und eine **vermehrte Schweißabsonderung** sind Begleiterscheinungen, die wegen der Reizung der Nervengeflechte und Nervenknoten des sympathischen Nervensystems (Teil des unwillkürlichen, vegetativen Nervensystems) auftreten. Durch diese Reizung läuft der Organismus ständig auf höchstem Niveau. Ein sogenannter Sympathikusstress (Sympatikotonie) entsteht, der zu Verdauungsstörungen, dem Wahrnehmen von Ohrgeräuschen, Störungen des Gedächtnisses (z. B. Konzentrationsstörungen), Schlafstörungen, Sehstörungen usw. führt.

Hautsegmente (Dermatome):

Die Rückenmarksnerven entspringen paarig aus den Zwischenwirbellöchern. Sie versorgen jeweils bestimmte Hautbezirke, die als Hautsegmente oder Dermatome bezeichnet werden. Auf der Körperrückseite bilden diese Dermatome eine lückenlose Folge. Auf der Körpervorderseite ist es etwas komplizierter, da einige Dermatome in die Extremitäten verlagert sind.

Da ein Segment immer „als Ganzes“ reagiert, kommt es vor, dass bei einer Reizung von Rezeptoren der Eingeweide (Schmerzrezeptoren) der Schmerz nicht (oder nicht nur) im betroffenen

Organ, sondern (auch) als Schmerz im zugehörigen Dermatom an der Körperoberfläche empfunden wird. Eine solche Fehllokalisation wird umgangssprachlich als „Ausstrahlen" des Schmerzes bezeichnet, medizinisch wird er „übertragener Schmerz" genannt. Die „Übertragung" erfolgt immer in den Abschnitt der Peripherie, der von demselben Rückenmarksegment wie das betroffene Organ versorgt wird. Der Schmerz kann unter Umständen auf Nachbarsegmente oder die ganze Körperhälfte übergreifen (Generalisation).

Diese als Head-Zonen bekannten Beziehungen können eine wichtige diagnostische Hilfe darstellen.

Innersegmentale Verschaltungen:

Nerv, Hautsegment, Muskel, Gefäß, Eingeweide und Knochen sind innerhalb eines Segments verschaltet.

So kann ein Problem am Neurotom (Nerv), z. B. eine Reizung durch eine Bandscheibenvortreibung, dazu führen, dass durch die innersegmentale Verschaltung ein Schmerz im zugehörigen Viszerotom (Organ/Eingeweide), im Angiotom (Gefäßanteil) oder auch Myotom (Muskel) auftritt. Oft schmerzt natürlich auch der Rücken dabei, aber nicht immer. Manchmal schmerzen nur die innersegmental betroffenen Komponenten, also nur das Organ, nur der Muskel, nur der Knochen usw..

Übersichtstabelle *(Aus: Die Cross-Methode, Lilo Cross)*

WS	Wirbel	Von Nerven versorgte Körperteile	Mögliche Folgen
HWS	C1	Blutzufuhr zum Gehirn, Innen- und Mittelohr, Hypophyse	Kopfschmerzen, Schlaflosigkeit, psychische Beschwerden, hoher Blutdruck, Müdigkeit, Schwindel
HWS	C2	Auge, Gehör, Nebenhöhlen, Zunge	Allergien, Augen- und Ohrenbeschwerden, Nebenhöhlenentzündungen
HWS	C3	Außenohr, Zähne, Trigeminusnerv	Trigeminusneuralgie
HWS	C4	Nase, Lippen, Mund	Schwerhörigkeit, Polypen
HWS	C5	Stimmbänder, Schlund	Heiserkeit, Stimmbandentzündung
HWS	C6	Nacken, Schultern, Mandeln	Schmerzen im Nacken und Oberarm, Entzündungen der Halsmandeln
HWS	C7	Schilddrüse, Schultergelenke, Ellenbogen	Kropfbildung, Tennisellenbogen

Ursachen von Nackenschmerzen

Es gibt zahlreiche Ursachen von Nackenschmerzen, von denen ich die wichtigsten Hintergründe nachfolgend erwähnen möchte.

Das Zivilisationsproblem - Bewegungsmangel

Unsere technisierte Welt nimmt uns fast alle Bewegungen ab. Sie soll uns entlasten. Aber: Bewegung und Veränderung bedeuten Leben. Überall in der Natur finden wir sie. In der Bewegung des Wassers in einem Fluss, in der Veränderung der Natur bei den Jahreszeiten, die Erde selbst bewegt sich um sich selbst und im Universum gemeinsam mit dem Mond um die Sonne. Wir sehen abwechselnd Phasen der Aktivität und der Ruhe. Beispielsweise legen Tiere nach der anstrengenden Jagd eine lange Ruhephase ein. Im Winter haben die Pflanzen ihre Ruhezeit, um im Frühjahr wieder Blüten zu treiben. Bewegung und Veränderung zeigen uns Lebendigkeit. Stagnation und Starre hingegen deuten auf Krankheit und Tod. Blut und Lymphe bewegen sich im Körper, die Peristaltik hilft bei der Verdauung, und auch der Bewegungsapparat ist auf Bewegung und Veränderung ausgerichtet – z. B. Fortbewegung oder die ständige Veränderung der Position – wie Sitzen, Stehen, Gehen, Liegen usw.. Aber auch den Wechsel zwischen Spannung und Entspannung, Wachen und Schlafen. Bewegung ist Leben - wir sind von Natur aus für Bewegung mit wenigen Ruhepausen gemacht. Ein Bewegungsmangel schadet uns. Nicht nur dem Bewegungsapparat, sondern einer ganzen Reihe von Organen. Aber die Wirbelsäule ist, was ihre Funktionstüchtigkeit angeht, von einem ausreichenden Bewegungsangebot abhängig.

Ohne Belastung werden die Wirbelkörper, die die tragenden Elemente darstellen, porös (Osteoporose), die bewegenden Muskeln verkümmern (Muskelinsuffizienz mit mangelnder Stabilität), die stabilisierenden Bänder werden schlaff (Instabilität im Bewegungssegment zwischen zwei Wirbelkörpern), die Bandscheiben, die von Be- und Entlastung leben, "verhungern" und werden brüchig (Bandscheibenvorfall), die Wirbelgelenke, die die Wirbel miteinander gelenkig verbinden, werden unbeweglicher, ihre schrumpfenden Gelenkkapseln beginnen zu schmerzen (Spondylarthrose), die Durchblutung der Bausubstanz der Wirbelsäule verschlechtert sich, die Steuerung der Wirbelgliederkette durch die Nervengeflechte verebbt ohne regelmäßige und ausreichende Beanspruchung ("Blockierungen", "Funktionskrankheit").

Zu geringe Bewegungsreize lassen sämtliche Bauteile der Wirbelsäule verkümmern, ein angemessenes Bewegungsangebot optimiert die Belastbarkeit der "Säule", ein gezieltes Bewegungstraining beugt nicht nur Rückenschmerzen vor, sondern "heilt" bereits vorhandene Wirbelsäulenstörungen in allen Lebensabschnitten.

Quelle: Dr. med. Bernd Reinhardt, Orthopäde - Sportmedizin - Chirotherapie - Badearzt, Bad Aibling, Erstellt: Mai 2001

Fehlbelastungen

Fehlende Körperwahrnehmung oder angelerntes, falsches Verhalten führt oft zu Fehlbelastungen. Es werden Muskeln beanspurcht, die für diese Situation gar nicht benötigt werden, dafür werden andere vernachlässigt und verkümmern. So kommt es zu einem Ungleichgewicht der Muskelzüge, die den Kopf im Gleichgewicht halten sollen.

Fehlbelastungen entstehen meist durch Fehlhaltungen, die ein häufiger Grund für oft sehr schmerzhafte Muskelverspannungen im Nacken- und Schulterbereich sind. Langes Sitzen, Tragen von schweren Taschen, verdrehtes Schlafen oder schlechte Bewegungstechnik beim Sport begünstigen den sogenannten „steifen Nacken". Diese Fehlhaltungen können durch äußere Faktoren, wie z. B. zu tiefe oder zu hohe Sitze, eine zu tiefe, zu hohe oder zu weit entfernte Arbeitsplatte und/oder falsch stehende Monitore, falsche Brillen usw. begünstigt oder ausgelöst werden. Viele Menschen verbringen heutzutage die meiste Zeit des Tages in sitzender Haltung (oft über viele Stunden in derselben Sitzposition). Meist wird hierbei der Kopf nach vorne gestreckt (so sind die Nackenmuskeln immer in Spannung). Auf lange Sicht führt dies zu Verspannungen, Nackenschmerzen oder auch Kopfschmerzen am Hinterkopf.

Auch die Eitelkeit begünstigt muskuläre Verspannungen. Insbesondere die Vermeidung eines Doppelkinns. Hierfür wird der Kopf in den Nacken gelegt, damit es weniger zu sehen ist. Dieses Schwinden des ungeliebten Doppelkinns wird allerdings mit Nackenverspannungen bezahlt.

Manche Sportarten können ungünstig für die Nackenmuskulatur

sein. Muss der Kopf länger in den Nacken gelegt werden (z. B. Brustschwimmen oder Radfahren), kann das Verspannungen fördern. Es ist möglich, Brustschwimmen gesund auszuführen. Allerdings werden dann die Haare nass. Der Kopf bleibt in der Verlängerung der Wirbelsäule und der Kopf bzw. das Gesicht taucht immer wieder unter Wasser. Auch beim Radfahren kann der Lenker so hoch eingestellt werden, dass auf den Armen kein Gewicht mehr ist. Der Kopf liegt ausbalanciert auf der Wirbelsäule, so dass er nicht von extrem angespannten Nackenmuskeln gehalten werden muss.

Eine Angewohnheit von großen Menschen (vor allem Frauen) ist es häufig, sich nach vorne zu beugen und den Kopf dementsprechend nach hinten in den Nacken zu legen. Diese gebeugte Haltung kann bewusst eingenommen werden, um sich etwas kleiner zu machen (und so nicht so sehr aufzufallen) oder unbewusst, weil z. B. die Türen, Tische und Stühle zu niedrig sind oder der Blickkontakt zu den kleineren Menschen aufrecht erhalten werden soll. Diese dauernde gebeugte Haltung fördert wieder Nackenverspannungen.

Unsicherer Gang

Normalerweise sieht niemand auf seine Füße beim Gehen. Wir spüren sie, ohne sie anzuschauen. Ältere Menschen oder einfach Menschen, die etwas wacklig auf den Beinen sind, blicken aber oft automatisch auf ihre Füße, weil sie unbewusst versuchen, sie mit den Augen und nicht mit dem Körpergefühl zu kontrollieren.

Dadurch werden die Nackenmuskeln ständig angespannt, was zu Schmerzen führen kann.

Einseitige Nackenschmerzen können durch den lange oder oft zur Seite geneigten Kopf entstehen. Der eingeklemmte Kopfhörer ist hier ein Paradebeispiel.

Schlechte Angewohnheiten

Immer wieder sieht man Menschen, die die Schultern hochziehen, wenn sie die Arme anheben. Manchmal schon, wenn ein Glas angehoben wird, ein Schraubverschluss aufgedreht wird oder beim Arbeiten am PC. Auf lange Sicht sind die Schulterblatthebemuskeln und der Trapezmuskel dadurch in ihrer Beweglichkeit stark eingeschränkt (früher sagte man: verkürzt). Das führt zu Schmerzen, da die Muskeln an den Halswirbeln ziehen, die Nerven beeinträchtigen und die Durchblutung stören. Der Deltamuskel (Schultermuskel) reicht völlig aus, um den Arm in die Waagerechte anzuheben.

Kurzsichtigkeit

Viele kurzsichtige Menschen tragen keine Sehhilfe. Manche von ihnen versuchen, um besser zu sehen, das, was sie sehen möchten (z. B. ein Buch), näher zu sich heranzuholen. Andere aber versuchen, die Augen näher an das Buch (oder die Handarbeit usw.) zu bringen und strecken dabei den Kopf nach vorn. Wird diese Position länger gehalten, folgen Verspannungen und Schmerzen im Nackenbereich.

Gleitsicht- und Bifokalbrillen

Meist ist es so, dass automatisch der Kopf in den Nacken gelegt wird, wenn man durch die untere Abteilung der Gläser schaut. Muss man nun aus irgend einem Grund sehr oft durch den unteren Teil schauen, verspannt die sensible Nackenmuskulatur und das kann wieder zu Schmerzen führen.

Psychische Belastungen

Auch längere Zeiten von Stress, Leistungsdruck und ängstlicher Erwartung können eine Nackenverspannung auslösen, so wie man sich umgekehrt gestresster fühlt, wenn der Nacken verspannt ist und sich in einer Fehlhaltung befindet.

Nacken-, Rücken- und Kreuzschmerzen wurzeln auch oft in der Psyche, oder die Psyche verstärkt irgendwann den Schmerz. Dass seelische Faktoren mitentscheiden, ob ein Rücken- oder Nackenschmerz chronisch wird, ist seit langem bekannt. Aber die Gedanken sind nicht immer bewusst. Es gibt psychische Erkrankungen, wie z. B. (larvierte) Depressionen, bei denen die Schmerzen am Bewegungsapparat das einzig wahrnehmbare Symptom sind. Die tatsächliche Störung, die Depression, bleibt dabei getarnt.

Auch sogenannte „psychisch geprägte (psychogene) Weichgewebeschmerzen“ werden, wie der Name schon sagt, durch die Psyche verstärkt. Oft sind zwar krankhafte Veränderungen objektiv vorhanden, können aber die subjektiv sehr stark erlebten Schmerzen nicht wirklich erklären. Unter dem Weichgewebe versteht man Sehnen, Muskeln, Nerven (Neuralgien) und Bindegewebe.

In psychisch belastenden Situationen wird das HWS-Syndrom oft von Sehstörungen begleitet. Gleichzeitig zeigen sich dann oft:

- Schmerzen
- Ohrgeräusche
- Übelkeit
- Erbrechen und
- anfallsartiges Hinfallen

Außerdem verspannen sich die Schulter- und Nackenmuskeln sehr schnell bei Stress und dies kann nicht nur zu Nackenschmerzen, sondern auch zu Kopf-, Gesichtschmerzen, Schwindel und Tinnitus führen.

Übrigens gilt vor allem Liebeskummer nicht selten als Auslöser von Nackenschmerzen.

Immer wieder wird vermutet, dass Menschen mit Rückenbeschwerden charakteristische Persönlichkeits- bzw. Verhaltensmerkmale aufweisen, die die Entstehung von Schmerzen im Rücken begünstigen.

In der modernen Stressforschung unterscheidet man zwischen Stressoren, Stressreaktionen und Stressbewältigung (= "Coping").

Stressoren sind z. B. Lärm, Zeitdruck, (befürchtetes) Versagen in Leistungssituationen, Streitigkeiten in der Familie oder im Berufsleben. Diese Stressoren haben aber nicht auf jeden Menschen dieselbe Wirkung. Abhängig von der inneren Einstellung werden sie unterschiedlich bewertet und so auch individuell erlebt.

Die Stressreaktion ist nun die Verhaltensweise, mit der eine Person auf einen Stressor reagiert. Sie kann sich auf der physiologischen Ebene (z. B. erhöhte Anspannung der paraspinalen Muskulatur), auf der kognitiv-emotionalen Ebene (z. B. Gefühl der Hilflosigkeit) oder auf der Verhaltensebene z. B. (Aggression) äußern.

Eine eindeutige Rückenschmerzpersönlichkeit gibt es bislang noch nicht. In einigen Untersuchungen werden aber Menschen mit "hohem Leistungsanspruch", "übertriebener Hilfsbereitschaft, ohne selbst Unterstützung annehmen zu können", und "mangelnder Konfliktfähigkeit" als typisch für chronische Rückenschmerzpatienten angesehen.

Quelle:Dr. Anne B. Flothow, Diplom-Psychologin, Hamburg, Erstellt: Mai 2001

Ernährung

(Falsche) Ernährung und Körper-(Über-)gewicht beeinflussen den gesamten Bewegungsapparat des Menschen und die statische Belastung von Wirbelsäule und Gelenken. (Mehr dazu finden Sie im Kapitel „Ernährung“.)

Muskelzerrungen

Die Stabilität des Nackens ist sehr gering aufgrund der enormen Beweglichkeit. Unkontrollierte, schnelle Bewegungen führen daher oft zu einer reflexhaften Überspannung (als Schutzreaktion) oder sogar zu Zerrungen. Hier finden wir auch das Schleudertrauma.

Beschädigte Bandscheiben

Man kennt die Bandscheibenvorfälle vor allem aus dem Lendenwirbelbereich. Relativ häufig kommen sie aber auch in der Halswirbelsäule vor. Auch eine Bandscheibenentzündung (Diszitis) kann die Ursache von Nackenschmerzen sein.

Verletzungen der Wirbelsäule

Natürlich führen Verletzungen der Wirbelsäule auch zu Nackenschmerzen. Insbesondere bei einem schweren Schleudertrauma können Bänder oder Knochenteile an den Wirbelkörpern verletzt werden. Abgesehen von den starken Nackenschmerzen, folgen daraus oft Bewegungs- oder Gefühlsstörungen der Schulter- und Armmuskeln.

Gehirnhautentzündung

Nackenschmerzen sind manchmal auch „nur“ ein Symptom für eine andere Erkrankung, die nichts mit dem Nacken an sich zu tun hat. Beispielsweise bei der Gehirnhautentzündung sind sie ein häufiges Symptom. Der Kopf kann dann nicht mehr nach vorne zur Brust gebeugt werden. Begleitet wird dies dann noch von Kopfschmerzen und Übelkeit. Es muss unbedingt ein Arzt aufgesucht werden.

Schiefe Wirbelsäule

Menschen, die eine (meist angeborene) Skoliose (Schiefstand der Wirbelsäule) haben, bekommen oft Nackenschmerzen durch den Versuch, diese Asymmetrie auszugleichen.

Morbus Scheuermann

Auch der ausgeprägte Rundrücken verursacht durch Fehlhaltung Probleme im Nackenbereich.

Arthrose

Der Gelenkverschleiß, der früher nur die alten Menschen betroffen hat, tritt nun nicht selten auch bei jüngeren Menschen auf. Der Grund sind statische Fehlhaltungen. Häufig finden wir wegen der speziellen Anatomie der Wirbelkörper im Hals die „Uncovertebralarthrose". Sie betrifft die sogenannten Uncovertebralgelenke, spezielle Gelenke zwischen den Halswirbeln, die die Wirbelkörper miteinander verbinden.

Spondylose

Hier entsteht eine Versteifung der Wirbelsäule, von der vor allem ältere Menschen betroffen sind. Ein steifer Nacken, stechende Schmerzen und Bewegungseinschränkungen sind die Folge.

Zervikale Spinalkanalstenose

Das ist eine Verengung des Wirbelkanals, in dem das Rückenmark verläuft. Die Symptome sind Nackenschmerzen, Taubheitsgefühle im Arm bis hin zu Lähmungserscheinungen.

Zervikozephales Syndrom (Barré-Lieou-Syndrom)

Veränderungen und Abnutzungserscheinungen im Bereich der Halswirbelsäule führen neben Nackenschmerzen oft auch zu Kopfschmerzen, Schwindel, Sehstörungen oder Ohrensausen. Die Beweglichkeit des Halses ist eingeschränkt und sogar Schluckstörungen können auftreten.

Osteoporose (Knochenschwund)

Sie betrifft vor allem Frauen nach den Wechseljahren und macht sich am gesamten Körper bemerkbar.

Osteomalazie/ Bei Kindern: **Rachitis**

Dabei tritt durch einen Vitamin-D-Mangel eine Störung des Knochenwachstums auf, die den ganzen Körper betrifft.

Chronische Schmerzkrankheit (Fibromyalgie)

Das ist eine sehr komplexe Krankheit, bei der starke Müdigkeit, Konzentrationsmangel und Schlafstörungen im Vordergrund stehen. Aber auch Nackenschmerzen können als Symptom auftreten.

Tumore im Halsbereich

Selten können Nackenschmerzen auch durch Tumore verursacht werden. Dann nämlich, wenn sie sich z. B. an der Schilddrüse, einem Wirbelkörper oder anderen Strukturen im Halsbereich bilden. Benachbarte Lymphknoten sind dann meist auch vergrößert und lassen sich ertasten.

Übertragungsschmerz

Erkrankungen innerer Organe wie Herz, Leber, Gallenblase oder Magen können sich als Schmerzen im Nacken zeigen. Möglich ist dies vermutlich, weil bestimmte Körperareale durch Nervenwurzeln aus dem Rückenmark versorgt werden. Aber auch Muskelverhärtungen, die druckschmerzhaft sind, können diese übertragenen Schmerzen verursachen.

Probleme UNTERHALB des Nackens (körperlich)

Der Auslöser für Rückenprobleme liegt oft in anderen Körperregionen, z. B. bei den Füßen. Durch Fehlstellungen der Füße, Beinlängendifferenzen, Schonhaltungen bei Kniegelenksschmerzen versucht die Wirbelsäule als Achse des Körpers, die Asymmetrien auszugleichen. Dies passiert bis in die oberste Region der Wirbelsäule. Dort entstehen dann Ausweichbewegungen und Zwangsstellungen. Als Folge treten Schmerzen, aber auch teilweise Schwindel, Kopfschmerzen, Tinnitus, Leistungsabfall, Hörstörungen, Konzentrationsschwierigkeiten bis hin zu depressiven Verstimmungen auf.

Probleme OBERHALB des Nackens (körperlich)

Das Kiefersystem braucht die Nackenstrecker als Stabilisator. Finden sich im Kiefergelenk Probleme und Behinderungen, können sich diese auf die Nackenmuskulatur auswirken und nicht nur Verspannungen, sondern sogar Gleichgewichtsstörungen auslösen.

Von der Schonhaltung zum Schmerzgedächtnis

Um Schmerz zu vermeiden, wird die Statik eines schmerzenden Bewegungssegmentes der Notlage angepasst. Beispielsweise die typische, seitlich gekrümmte Schonhaltung bei „Ischiasbeschwerden“. Diese Schonhaltungen können jedoch wiederum zu schmerzhaften Verspannungen führen.

Wenn Schmerzreize immer wieder auftreten, können sie das Schmerzempfinden verändern. Bei einigen Betroffenen kommt es zu einer Überempfindlichkeit gegenüber Schmerzen. Unter anderem geschieht dies deshalb, weil die Schmerzrepräsentanzen im Rückenmark und Gehirn bei ihnen so etwas wie ein Schmerzgedächtnis ausgebildet haben. Selbst das Gehirn hat sich verändert. Darum müssen diese negativen Schaltkreise so bald wie möglich durchbrochen werden. Sonst wird evtl. ein sogenanntes „Schmerzgedächtnis“ aktiv und sorgt dafür, dass die Schmerzen chronisch werden und so auch viel schwerer zu beherrschen sind.

Kissen und Matratzen fast nie die Ursache

Morgens sind Nackenschmerzen oft schlimmer als während des

Tages. Deshalb liegt natürlich die Vermutung nahe, dass die Ursache in der Schlafposition, der Matratze oder beim Kopfkissen liegt. Diese Verschlimmerung am Morgen resultiert jedoch aus dem Umstand, dass die Muskulatur und das Bindegewebe sich in der Nacht um etwa 7 % zusammenziehen (am ganzen Körper). Vermutlich, weil man sich nachts fast nicht bewegt. Bei den Muskeln, die bereits verspannt sind, wirkt sich diese Verkürzung natürlich sehr schmerzhaft aus. Die Verspannung nimmt noch zu und lockert sich erst durch Bewegung oder eine warme Dusche wieder.

Zugluft und Verkühlung

Sie sind meist nur die Auslöser, aber nicht die Ursachen für die Beschwerden. Frische Luft tut gut! Menschen, die bereits eine (leichte) Verspannung haben, können jetzt aber durch einen Aufenthalt neben dem offenen Fenster oder an einem windigen Ort Nackenschmerzen bekommen. Durch den sogenannten „Zug“ werden die oberflächlichen Hautnerven im Halsbereich gereizt und die Muskeln unbewusst verkrampft. Verstärkt wird dieses Phänomen noch, wenn die Zugluft auf einen verschwitzten Hals (z. B. beim Training) trifft.

Die innere Haltung

Damit meine ich nun nicht die Einstellung zu bzw. den Umgang mit dem Schmerz, oder den Stress, dem man sich ausgeliefert hat. Das finden Sie in einem anderen Kapitel. Ich meine hiermit, dass der **Rücken ein Spiegel der Seele** ist.

Beispielsweise sagt uns unsere Wirbelsäule, wie viele Jahre wir "auf dem Buckel haben", oder ob uns das Leben "gebeugt" hat. Wir können sogar unsere Persönlichkeit in gewisser Weise an unserem Rücken ablesen. Gehen wir aufrecht durchs Leben, zeigen wir uns stolz, elegant oder demütig? Die Körperhaltung beeinflusst unser Empfinden, und unser Empfinden drückt sich im Gegenzug in der Körperhaltung aus. Wenn wir uns stark und selbstbewusst fühlen, zeigt sich das in der aufrechten Körperhaltung. Andererseits fühlt man sich automatisch stärker, wenn man sich gerade aufrichtet. Unser Gehirn kennt nämlich den Zusammenhang zwischen Empfindung und Körperhaltung und stellt die Verbindung in beide Richtungen her.

Unser Rücken wird beeinflusst davon, *"ob wir uns zuviel aufbürden", "ob uns etwas niedermacht"* usw.. Wenn wir uns zum Beispiel immer wieder zuviel auflasten, kann das daran liegen, dass wir uns selbst versichern möchten, wie stark wir sind, weil wir uns unbewusst schwach fühlen.

Oder ein Rundrücken kann entstehen, wenn ein Kind in der Erziehung immer wieder "runtergemacht" wird, wenn sein Wille gebrochen wird.

Der Psychotherapeut Rüdiger Dahlke ist sich sicher, dass die Thematiken der Rückenbeschwerden zwischen (Un-) Aufrichtigkeit und der Last der Existenz liegen.

In der Wirbelsäule zeigen sich Gegensätze, Yin und Yang, die im Gleichgewicht sein müssen. Verlieren wir unser inneres Gleichgewicht, zeigt sich das auch im äußeren. Yin und Yang zeigen sich in der Wirbelsäule in den harten Wirbelkörpern und den weichen Bandscheiben oder in der Doppel-S-Form, also der "Schlangenform" des Rückens.

Bedeutung einzelner Abschnitte und Beschwerden lt. Rüdiger Dahlke

Bandscheiben

In der Entspannung können die Bandscheiben sich mit Flüssigkeit füllen. Das kann man gut daran erkennen, dass wir morgens ca. 1 - 2 cm größer sind als abends. Übertragen können wir sagen, dass wir unter der Last des Tages kleiner, also demütiger geworden sind. Hat sich die Demut im Bewusstsein entwickelt, muss der Körper nicht so sehr zusammensinken, um auf den Mangel an Demut hinzuweisen.

Halswirbelsäule und Schulter-Arm-Syndrom

Hier zeigt sich meist der belastende Kleinkram des Alltags. Viele kleine Aufgaben, die sich häufen und irgendwann zu einer Überlastung führen. Zudem ist die Halswirbelsäule für die Beweglichkeit unseres Kopfes, der Zentrale, verantwortlich. Wenn die Wirbel hier nicht mehr richtig zueinander stehen, gibt es das sogenannte "Scheuklappenphänomen". Bestimmte Dinge können nicht mehr gesehen werden, weil der Kopf sich nicht mehr in eine Richtung drehen lässt. In diesem Zusammenhang spricht man dann auch von der archetypisch weiblichen linken Seite und der archetypisch männlichen rechten Seite. Welche Seite kann nun nicht mehr gesehen oder gelebt werden, bzw. soll eben gelebt oder gesehen werden? Bereits die Haltung zeigt an, wo das Problem liegen könnte. Nach links geneigter Nacken zeigt Milde, nach rechts geneigter Strenge, hängender Kopf zeigt manchmal Hartnäckigkeit, in den Nacken geworfener Kopf eine Hochnäsigkeit. Anzustreben ist das Gleichgewicht in allen Empfindungen und so auch in der Halswirbelsäule.

Lendenwirbelsäule

Hier kommt das ganze Gewicht des Körpers zusammen und dort zeigen sich auch existenzielle Probleme.

Steifigkeit des Rückens

Der weiche, anpassungsfähige Teil geht verloren. Es kann nicht mehr "gewirbelt" werden, sondern nur noch getragen oder gar ertragen werden. Betroffene brauchen mehr Struktur und Klarheit, aber auch mehr Konsequenz in den zentralen Themen, um die sich das Leben dreht.

Runder Rücken oder extrem gerader Rücken

Wer sich "krumm legt", "verbiegt sich" und verliert seine Geradlinigkeit und Aufrichtigkeit. Andererseits hat auch der extrem aufrecht wirkende Mensch seine Mitte verloren, hier zeigt sich ein Hagestolz. Das Fließende fehlt, es gibt keine Zwischentöne mehr im Leben. Auch sogenannte "Prinzipienreiter", denen es an Demut fehlt, zeigen sich so.

Ergebnis der inneren Haltung

Unsere innere Haltung trägt also wesentlich dazu bei, ob und wie sich Rückenprobleme zeigen. Lassen wir uns verbiegen, oder bleiben wir uns treu? Wenn unsere innere Haltung nicht gelebt werden darf, zeigen sich die Schmerzen im Außen. Schon Edward Bach hat erkannt, dass Krankheit und Schmerz da entstehen, wo der Mensch nicht im Einklang mit seiner inneren Stimme, seiner Seele lebt. Krankheit soll auf den Missstand aufmerksam machen.

So sind die Beschwerden im Grunde ein Zeichen, dass wir den Geboten unserer Seele nicht folgen. Gäbe es sie nicht, würden wir nicht auf unseren Fehler aufmerksam werden, also können wir die Krankheit auch positiv sehen. Wenn wir lernen, auf unseren Rücken zu hören, können wir reagieren und unseren Lebensweg finden und gehen, so dass Schmerzen nicht mehr nötig sind.

Hilfe bei Nackenschmerzen

So, wie es viele Ursachen für Nackenschmerzen gibt, gibt es natürlich auch viele verschiedene Möglichkeiten der Hilfe. Es geht immer darum, die Schmerzen zu verringern, einer Chronifizierung entgegenzuwirken und zu verhindern, dass sich das Schmerzgedächtnis bildet. Bettruhe schwächt die Muskulatur und ist in den seltensten Fällen angezeigt, sondern kann die Schmerzen sogar noch verschlimmern. Aktiv zu werden ist die beste Therapie, natürlich ohne schweres Heben oder andere extreme Belastungen.

Die meisten Nackenschmerzen verschwinden innerhalb weniger Tage von selbst wieder und sind harmlos. Dauern sie länger als zwei Wochen, sollten Sie die Schmerzen von einem Arzt abklären lassen. Insbesondere, wenn noch Symptome hinzukommen wie

- Schwächegefühl
- Taubheitsgefühle in den Armen
- Kribbeln
- Lähmungserscheinungen in den Armen
- Schmerz verstärkt sich bei Bewegungen, z. B. beim Niesen oder Husten
- Fieber, Krämpfe und Kopfschmerzen
- Schmerzen beim Beugen des Kopfes in Richtung Brust
- Bewusstseinsstörungen

Das sind Warnhinweise, die unbedingt von einem Arzt untersucht werden müssen.

Der Arzt wird nach Möglichkeit die Ursache der Beschwerden behandeln, also zum Beispiel den Bandscheibenvorfall, die Lungenentzündung oder die Gehirnhautentzündung.

Oder er kann beispielsweise Ergotherapie, manuelle Therapie (beziehungsweise Mobilisation), Massagen oder auch eine kognitive Verhaltenstherapie (bei Vorliegen von psychosozialen Risikofaktoren) verschreiben.

Sie selbst können aber auch viel gegen Ihre Nackenschmerzen tun und es eventuell auch mit **alternativen Heilmethoden** versuchen. Bewährt haben sich dabei z. B. Homöopathie, Akupunktur, Magnetfeldtherapie, Bioresonanztherapie, Phytotherapie u. a..

Vermeiden Sie eine Schonhaltung

Bei chronischen Rückenschmerzen besteht die Gefahr, in eine Schmerzspirale zu kommen. Wenn man z. B. aufgrund der Rückenschmerzen bestimmte Bewegungen meidet oder manche Aktivitäten ganz unterlässt, können sich die Schmerzen wegen der Schonhaltung noch verstärken.

Besuchen Sie eine Rückenschule

Hierunter werden sogenannte Gesundheitskurse verstanden, in denen die Teilnehmer über die richtige Körperhaltung und rückenfreundliche Bewegungsabläufe aufgeklärt werden, wie z. B. richtiges Bücken, Heben und Tragen. Der Kursinhalt ist oft, je nach Anbieter, verschieden. Bisherige Erkenntnisse lassen mittlerweile darauf schließen, dass die Rückenschule vor allem dabei helfen kann, Nacken- und Rückenschmerzen vorzubeugen. Bei akuten Beschwerden ist sie dagegen nicht ganz so wirksam, wie man lange gedacht hat.

Arbeitsplatz ergonomisch gestalten

Richten Sie sich Ihren Arbeitsplatz nackenfreundlich und rückenfreundlich ein. Das heißt, Ihr Arbeitsplatz sollte ergonomisch gestaltet sein - also so, dass die Arbeit nicht mit der Zeit zu Problemen, wie z. B. schmerzhaften Verspannungen in Nacken- und Schulterbereich oder Schmerzen in der Lendenwirbelsäule, führt.

Betreiben Sie Rückengymnastik

Da der Rücken ein komplexes und zusammenhängendes Gefüge ist, kann sich ein Problem in jeder beliebigen Region des Rückens auf die Nackenregion auswirken. Sogar Probleme in den Füßen, den Knien oder der Hüfte können Nackenschmerzen verursachen. Alles in unserem Körper spielt zusammen und kann sich gegenseitig beeinflussen. Es ist also in jedem Fall sinnvoll, nicht nur die Übungen für den Nacken zu machen, sondern auch eine generelle Rückengymnastik zu besuchen bzw. zu betreiben *(vgl. mein Buch „Rückengymnastik", Autorin Juliane Vögele, siehe www.verlag-buch.de oder „Weitere Titelempfehlungen" ganz hinten im Buch).*

Die Rückengymnastik ist vor allem bei subakuten und chronischen Rückenschmerzen empfehlenswert. Besonders effektiv ist gezieltes Krafttraining zur Stärkung der Tiefenmuskulatur. Denn je kräftiger die Muskeln sind, desto mehr helfen sie der Wirbelsäule bei ihrer Stützfunktion. Zur Vorbeugung der Rückenschmerzen ist ein starkes Muskelkorsett Gold wert. Auch Dehnungsübungen gegen die verspannte, bewegungseingeschränkte Muskulatur, Mobilisationsübungen und Stabilisations- / Balanceübungen helfen, Rückenschmerzen entgegenzuwirken oder erst gar nicht entstehen zu lassen. Aber jede Art von rückenfreundlichem Sport ist gesund.

Ich meine damit keine bestimmte Sportart. Es kommt allgemein auf die richtige Trainingsdosis, einen gezielten Trainingsaufbau und eine gute Technik an - dann wirken sich fast alle Sportarten positiv bei Rückenschmerzen aus.

Das passende Entspannungsverfahren

Suchen Sie sich ein für Sie passendes Entspannungsverfahren. Progressive Muskelrelaxation (Muskelentspannung), Autogenes Training und Meditation können gegen An- oder Verspannung und Stress helfen. Vor allem bei akuten und subakuten Nackenschmerzen sind Entspannungsverfahren zu empfehlen, um zu verhindern, dass die Beschwerden chronisch werden.

Wärmebehandlung

Gönnen Sie sich eine Wärmebehandlung. Wärmeanwendungen (Wärmflasche, Wärmepackungen, Moorbäder, Fangopackungen, Entspannungsbad) entspannen die Muskulatur und können bei akuten Nackenschmerzen Linderung verschaffen.

Ernährung

Achten Sie auf eine rückenfreundliche Ernährung. Knochen, Gelenke, Muskeln und Bandscheiben brauchen viele Nährstoffe, um ihre Aufgaben erfüllen zu können. Achten Sie daher auf eine ausreichende Versorgung mit essenziellen Fettsäuren, Kalzium, den Vitaminen C, D und E sowie B-Vitaminen, Magnesium, Bor, Selen und Zink. Auch eine Übersäuerung des Körpers vor allem durch tierische Produkte, Zucker und Weißmehl ist zu vermeiden. Dazu finden Sie aber noch mehr im Kapitel Ernährung.

Wasser

Ganz wichtig - trinken Sie viel Wasser. Die Nährstoffversorgung der Bandscheiben klappt nur mit viel Flüssigkeit. Nur so bleiben die kleinen Stoßdämpfer zwischen den Wirbelkörpern gesund und elastisch. Außerdem belegen Studien wie wichtig ausreichende Flüssigkeitszufuhr bei Rückenschmerzen ist: Wer etwa zwei Liter Wasser am Tag trinkt, kann seine Schmerzen damit oft lindern.

Psychologische Beratung

Scheuen Sie sich nicht, eine psychologische Beratung in Anspruch zu nehmen. Ihre Einstellung zu den Nackenschmerzen beeinflusst stark deren Verlauf und die Behandlung. Wer überzeugt ist, die Schmerzen nicht annehmen zu können, keine Chance mehr auf

Schmerzlinderung bzw. Schmerzfreiheit zu haben oder bei jeder Schmerzwahrnehmung gleich an einen Tumor denkt, wird die Rückenschmerzen nur schwer wieder loswerden. Vermeiden Sie daher sowohl Hoffnungslosigkeit als auch Katastrophen-Denken in Bezug auf Ihre Rückenschmerzen. Auch sollte der Fokus auf den schönen Dingen des Lebens ruhen und nicht auf dem Schmerz.

Wenn Sie bereits in einem Teufelskreis gefangen sind, könnte eine psychologische Beratung mit Schwerpunkt Verhalten angezeigt sein. Eine klassische Verhaltenstherapie verläuft meist in 3 Phasen.

1. Informationsphase: Man bekommt Hintergrundsinformationen. Wie entstehen Nackenschmerzen? Wie halte ich sie möglicherweise aufrecht? Zudem erkennt bzw. lernt man, dass man den Schmerzen und der Situation nicht passiv ausgeliefert ist, sondern aktiv etwas dagegen tun kann. Allerdings bekommt man so auch wieder Eigenverantwortung.

2. Übungsphase: Nun soll aktiv Einfluss auf äußere und innere Schmerzauslöser genommen werden. Äußere Auslöser sind z. B. ein hektischer Alltag. Innere Auslöser und Stressoren können Sorgen, Erinnerungen oder Ängste sein. Manchmal werden sogenannte Schmerztagebücher geführt, um die Auslöser herauszufinden.

3. Praxisphase: Hier werden Techniken, die entspannend wirken, eingesetzt. Wie bereits erwähnt, können das die progressive Muskelrelaxation, Meditation und autogenes Training sein, aber auch Hypnose, Entspannungsmassagen oder Reiki.

Lernen Sie, Ihren Körper wahrzunehmen

Das Symptom Schmerz ist es, das uns zeigen soll, dass wir uns außerhalb des grünen Bereichs bewegen. Wir spüren, dass wir eine Lebensweise haben, die unserer Gesundheit schadet. Wenn wir unseren Körper und seine Reaktionen wahrnehmen können, gelingt es uns besser, diesem Phänomen vorzubeugen.

Das persönliche Umfeld

Um angelerntes, nackenfreundliches Verhalten und körpergerechte Bewegungsabläufe im Alltagsleben anzuwenden (sog. Verhaltensprävention), ist es dringend erforderlich, dass auch die benutzten Produkte bzw. Gegenstände im Wohn-, Arbeits- und Freizeitumfeld das zulassen und fördern. Man spricht hierbei von einer Verhältnisprävention.

Rückengerechte Produkte dienen sowohl der Vorbeugung von Rücken- und Haltungsschäden (Prävention), als auch bei Patienten mit Rückenbeschwerden als therapiebegleitende Maßnahme. Somit sollte jeder sein persönliches Umfeld möglichst rückengerecht gestalten.

(Quelle: Allianz gegen Rückenschmerzen/Mai 2001)

Was Sie nicht tun sollten

Eine Halskrause tragen

Halskrausen stellen die Nackenmuskulatur ruhig, um den Schmerz zu vermeiden. Allerdings schwächt diese Untätigkeit die Muskeln, was das Risiko, erneut Nackenschmerzen zu bekommen, noch erhöht. Selbst bei Schmerzen, bei denen der Kopf kaum bewegt werden kann, sind Halskrausen nicht sinnvoll. Ausschließlich bei ernsthaften Verletzungen sollten sie getragen werden.

Bettruhe einhalten

Auch hier sorgt die fehlende Bewegung dafür, dass die Muskeln geschwächt werden und die Nackenschmerzen eher noch stärker werden. Also sollte man den gewohnten Tagesablauf trotz der Schmerzen so früh wie möglich fortsetzen.

Was gehört zu einem Übungsprogramm?

Wie im vorherigen Kapitel erwähnt, ist Rückengymnastik eine Möglichkeit der Hilfe bei Nackenbeschwerden. Doch was kommt hier auf Sie zu? Es ist sinnvoll, auch gegen Nackenschmerzen verschiedene Arten von Rückengymnastik-Übungen durchzuführen. Die ruhige Variante, mit sanften Bewegungen, viel Dehnung, Mobilisation und Körperwahrnehmung. Diese Übungen können auch von Menschen mit stärkeren Rückenproblemen oder stark bewegungseingeschränkten Menschen gemacht werden. Oder aber die intensivere Variante, mit mehr Power und Muskelkraftanstrengung, für die fitteren und gesunden Menschen. Beide Arten zusammen bringen ein optimal abgerundetes Training für den Rücken.

Achten Sie bei diesen Stunden ganz besonders darauf, dass keine ruckartigen Bewegungen bei der Flexion (Beugung), Extension (Streckung) und Rotation (Drehung) gemacht werden - es besteht die Gefahr von Bandscheibenproblemen. Die Ausnahme bildet hier das Faszientraining - hier werden u. a. bewusst schwungvolle Bewegungen durchgeführt - aber: die Betonung liegt hier auf **bewusst durchgeführt.** Außerdem müssen Sie bei starken Problemen vorher Ihren Arzt oder Heilpraktiker um Rat fragen.

Was sollte eine Rückengymnastik immer enthalten?

- Mobilisation
- Kräftigung

- Dehnung
- Körperwahrnehmung
- Stabilisation/Gleichgewichtsübungen
- Faszientraining
- Evtl. Lockerungen und Massagen
- Evtl. Entspannung

Mobilisation

Warum mobilisieren?
Durch die Bewegung wird die Durchblutung gefördert, der Muskel wird besser mit Nährstoffen versorgt und Verspannungen werden gelöst. Die Gelenke werden in ihrer Bewegungsamplitude ausgeschöpft, was einer Bewegungseinschränkung vorbeugt. Die Produktion der Gelenkflüssigkeit wird angeregt und somit das Gelenk auf höhere Belastungen vorbereitet. Die Wahrnehmung für Funktion und Bewegungsrichtung des Körpers wird geschärft. Der Geist kommt zur Ruhe, und die Konzentration auf das eigentliche Training wird deutlich verbessert. Nach Verletzungen hilft eine frühzeitige Mobilisation dabei, falsche Bewegungsmuster und Schonhaltungen zu durchbrechen und deutlich schneller zu genesen. Auch können Schmerzen der Muskulatur und Einschränkungen der Beweglichkeit oft schon vor dem Training erkannt werden.

Kräftigung

Aufgrund unserer technisierten Welt, bewegen wir uns immer

weniger. Die Folge ist, dass unsere Muskeln nicht mehr beansprucht und somit geschwächt werden. Eine geschwächte Muskulatur kann zu Rückenschmerzen führen. Deshalb ist es wichtig, in der Rückengymnastik die Muskulatur zu stärken.

Da aber die Wirbelsäule die Achse unseres Körpers ist, wirken noch viel mehr Muskeln im Zusammenspiel des Gleichgewichts auf sie ein. Von der Fußstellung angefangen, beeinflussen alle Muskeln und Gelenke den Rücken. So werden in der Rückengymnastik nicht nur die Rückenmuskeln beansprucht, sondern auch der Gegenspieler, also der Bauch, aber auch die Pomuskulatur (für die Aufrichtung), die Beinmuskulatur und auch die Arme, die fast immer mittrainiert werden, wenn wir Rückenmuskeln trainieren. Die gesamte Rumpfmuskulatur wird für die Haltefunktion gestärkt, und somit wird das Rückentraining im Grunde zum Ganzkörpertraining.

Dehnung

Durch falsche Belastung, Fehlhaltungen oder Bewegungsmangel verliert die Muskulatur ihre normale Dehnbarkeit, sie verhärtet sich und schmerzt. Ausgelöst werden diese Verspannungen oft durch Fehlhaltungen im Nacken und Schulterbereich und setzen sich dann über den oberen Wirbelsäulenbereich nach unten fort.

So liegt die Ursache von Schmerzen im Lendenwirbelbereich nicht zwingend genau dort, sondern dies ist nur die schmerzhafte Stelle, die jedoch durch Verspannungen im gesamten Rücken entsteht.

Im Verlauf können dann auch Schwindel, Kreislaufstörungen, Kopfschmerzen und Übelkeit bis hin zu chronischen Rückenschmerzen auftreten.

Darüber hinaus werden Verspannungen aber auch durch Ängste, Frust, Überforderung und Stress verursacht.

Körperwahrnehmung

Achtsamkeit ist ein zentrales Thema der Körperwahrnehmung. Es geht vor allem um das Spüren von z. B. Verspannungen, Schon- und Körperhaltungen, Schmerzen, bestimmten Bewegungsmustern und dem Kontakt zum Boden.

Jeder von uns nimmt seinen Körper wahr: Wie er aussieht, wie er sich bewegen lässt, wo er zwickt. Neben diesen bewussten Körpergefühlen laufen Vorgänge wie Herzschlag und Atmung eher unbewusst ab. Auch viele Bewegungen oder Haltungen geschehen bzw. nehmen wir ein, ohne darüber nachzudenken. Aber Körperwahrnehmung lässt sich trainieren, also verbessern. Diese Sensibilität für den eigenen Körper hilft, Veränderungen, z. B. in der Muskelspannung, frühzeitig zu bemerken und evtl. entgegenzuwirken.

Ein gutes Körpergefühl bringt auch mehr Sicherheit in den Bewegungen. Es hilft z. B., auf ungewohntem Untergrund, wie auf Schnee oder Sand, sicherer zu gehen. Je besser die Wahrnehmung trainiert ist, desto angemessener reagiert der Körper auf ungewohnte Reize. Ein Sturz wird somit unwahrscheinlicher. So dient sie auch der Verletzungsprophylaxe.

Darüber hinaus ist eine gute Körperwahrnehmung das Fundament für eine positive innere Haltung und ein gesundes Selbstbewusstsein.

Das Schließen unserer Augen während der Übungen erlaubt einen visuellen Rückzug in uns selbst und ein Erspüren von uns selbst. Übungen mit geschlossenen Augen schulen unsere Wahrnehmungsfähigkeit in der Tiefe. (Antoine de Saint-Exupéry: *„Man sieht nur mit dem Herzen gut. Das Wesentliche ist für die Augen unsichtbar"*)

An unserer (Innen-)Wahrnehmung sind andere Sinne beteiligt:

Die **Tiefensensibilität** (unser „siebter Sinn") ist wichtig für die Kontrolle unserer Haltung und Bewegung.

Der **Gleichgewichtssinn** koordiniert die Stellung unseres Körpers im Raum.

Der **Muskelsinn** steuert die Funktionen unserer Gelenke, Sehnen und Muskeln.

Das Symptom Schmerz ist es, das uns vermitteln kann, dass wir uns außerhalb des grünen Bereichs bewegen. So soll uns bewusst werden, dass unsere Gesundheit gefährdet ist. Um den Schmerz erst gar nicht entstehen zu lassen, soll durch Körperwahrnehmung bereits im Vorfeld ein Missstand erkannt werden.

Unseren Rücken spüren wir, wenn wir unter Rückenschmerzen leiden. Aber im Grunde genommen leiden wir nicht darunter, sondern wir werden eher auf einen Missstand aufmerksam gemacht, was doch positiv zu bewerten ist. Denn der Schmerz ist das Resultat einer Kettenreaktion. Oft ist der Rückenschmerz nur eine Folge verschachtelter Prozesse im Körper. Es ist wichtig, diese nun bei sich herauszufinden und positiv zu beeinflussen. Jeder kann Möglichkeiten finden, disharmonische Muster in seinem Körper zu erkennen und dann positiv ausgleichend darauf einzuwirken. Die Grundlage für dieses Handeln ist die Entwicklung der Rezeptoren.

Stabilisation

Der Rücken bildet eine komplexe Einheit mit dem Becken. Vom Becken aus verläuft die Wirbelsäule hoch bis zum Kopf. Die Lendenwirbel stehen frei im Raum. Dann folgen die Brustwirbel, die mit den Rippen den Brustkorb bilden. Ganz oben finden wir die Halswirbel, auf deren obersten der Kopf aufliegt.

Zwei Muskelsysteme arbeiten nun zusammen:

Das lokale System	Das globale System
Beckenbodenmuskulatur Tiefe Bauchmuskulatur Tiefe Rückenmuskulatur	Oberflächliche Bauchmuskulatur Oberflächliche Rückenmuskulatur

Die Wirbelsäule in ihrer Position zu halten, ist die Hauptaufgabe des lokalen Systems. Dies geschieht lokal von Wirbelkörper zu Wirbelkörper.

Die großen Bewegungen des Rumpfes werden dann durch das globale System ausgeführt. Diese Muskeln kennen und fühlen wir weitaus besser, weil sie sicht- und tastbar sind.

Um aber unseren Rücken aufrecht zu halten, benötigen wir das lokale System.

Wir können uns merken:

„Das lokale System hält, das globale System bewegt."

„Um nun das lokale System zu trainieren, sind Stabilisationsübungen geeignet."

Gleichgewichtsübungen

Das Gleichgewicht ist die Fähigkeit des Körpers, in jeder Position (z. B. beim freien Sitzen, im Stand) oder Aktion (z. B. Gehen, Laufen) eine ruhige aufrechte Haltung und zielgerichtete Bewegungen zu ermöglichen.

Unser Körper hat die Möglichkeit, durch diverse Wahrnehmungssysteme Informationen aufzunehmen, zu reagieren und so unser Gleichgewicht herzustellen.

Wahrnehmungsorgane sind in diesem Fall:

- Das Auge (für die räumliche Wahrnehmung/Position) - dieses ist bei uns jedoch sehr ausgeprägt und muss nicht extra geschult werden.
- Das Gleichgewichtsorgan im Innenohr (für Positionsveränderung/Rotation).
- Die Füße (für den Tastsinn/Spannungszustände in der Muskulatur).
- Das Rückenmark und Gehirn (für die Weiterleitung und Verarbeitung der Impulse).

Gleichgewichtsübungen sind wichtig, da im Alter die Gleichgewichtsfähigkeit oft eingeschränkt ist, was zu unsicheren Bewegungen führt. Allerdings ist das Alter hier meiner Erfahrung nach relativ. Selbst 20-jährige haben bei Gleichgewichtsübungen oft Schwierigkeiten.

Das innere und äußere Gleichgewicht hängen sehr eng zusammen. Gleichgewichtsübungen fördern auch das innere Gleichgewicht, und umgekehrt gelingen die Übungen an Tagen, in denen wir innerlich aus dem Gleichgewicht sind, schlechter als an Tagen, in denen wir in unserer Mitte sind.

Faszientraining

Eine mögliche Ursache von Rückenschmerzen wurde früher vernachlässigt. Die sogenannten Faszien, ein Bindegewebe, wurde von Wissenschaftlern für totes Stützmaterial gehalten. Jetzt wird immer klarer, dass die Faszien bei der Entstehung von Rückenschmerzen eine Rolle spielen.

Als filigranes Netzwerk durchziehen diese feinen Bindegewebshäute den ganzen Körper und umhüllen schützend alle Organe und Muskeln. Um für einen reibungslosen Bewegungsablauf zu sorgen, verschieben sie sich geschmeidig gegen- und miteinander. *„Sind die Faszien allerdings verklebt und verbacken wie ein Wollpullover, den man zu heiß gewaschen hat, schränkt das die Beweglichkeit erheblich ein"*, sagt Dr. Robert Schleip, Leiter des Fascia Research Projects am Institut für Neurophysiologie der Universität Ulm. Z. B. wird die große Faszie im unteren Rücken stark beansprucht, wenn man viel Zeit in gebeugter Haltung verbringt - beispielsweise im Büro am Schreibtisch. *„Das kann leicht zu Zerrverletzungen mit anschließenden Entzündungen und Schmerzen führen"*, sagt Schleip.

Lockerung / Massagen

Nicht nur der Aufbau der Rückenmuskulatur ist wichtig, auch regelmäßige Lockerungs- und Entspannungsmassagen helfen, hartnäckige Muskelverspannungen zu verhindern.

Entspannungsübungen

Da für Rückenschmerzen auch psychische Belastung, Stress und Verspannungen verantwortlich sein können, helfen Entspannungsübungen, diese zu lindern oder sie sogar zu vermeiden.

Übungen Vorwort

Bevor Sie mit dem Üben anfangen, klären Sie bitte mit Ihrem Arzt, Physiotherapeuten oder Heilpraktiker ab, ob und in welchem Umfang ein solches Training für Sie geeignet ist.

Suchen Sie sich dann in Ruhe die Übungen aus, die Sie machen möchten.

Stellen Sie sich am besten ein Programm aus Kräftigung, Dehnung / Mobilisation, Massage (Handtuch) und der Körperreise zusammen.

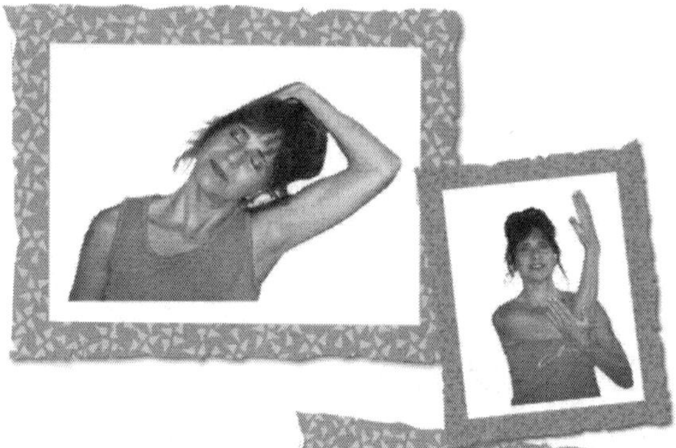

Ändern Sie Ihr persönliches Programm immer wieder ab, damit keine Eintönigkeit entsteht. Führen Sie die Übungen bewusst, evtl. mit Entspannungsmusik, durch.

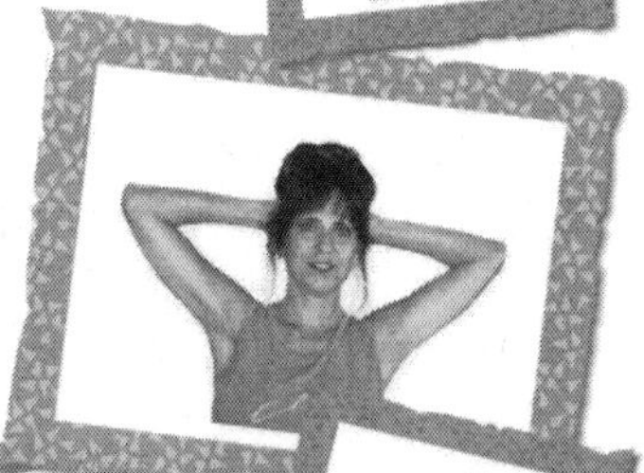

Die Übungsreihe sollte zwischen 10 und 30 Minuten dauern. Viel Spaß damit!

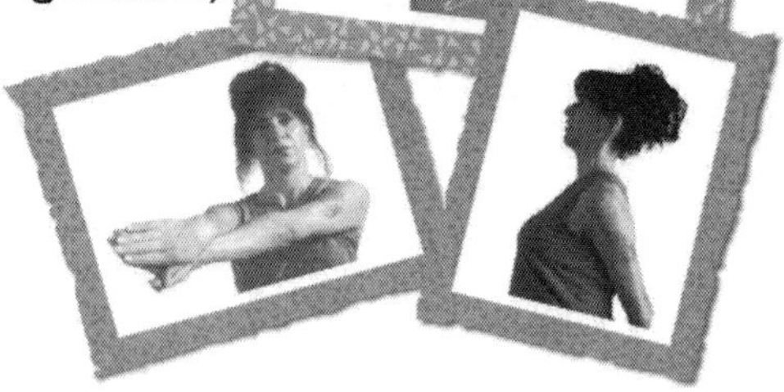

Übungen ohne Hilfsmittel

1. **Ausgangsposition:** Hüftbreiter Stand.

   Übungsausführung: Brustatmung: Tief in den Brustkorb einatmen, den Brustkorb mit den Rippengelenken dabei dehnen und mit dem Ausatmen wieder lösen - evtl. sogar die Rippen nach innen ziehen.

2. **Ausgangsposition:** Hüftbreiter Stand.

   Übungsausführung:
   Bauchatmung: Tief in den Bauch einatmen, die Bauchdecke dehnen und mit dem Ausatmen wieder lösen, evtl. sogar den Bauch kurz einziehen.

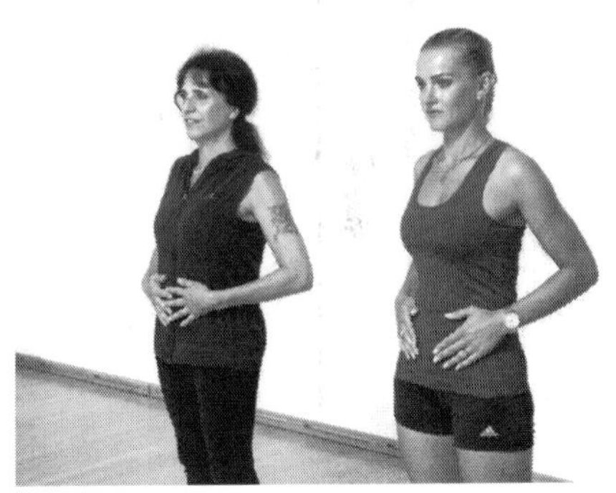

3. **Ausgangsposition:**
   Hüftbreiter Stand.

   Übungsausführung: Bauch-gegen-Atmung: Beim Einatmen den Bauch einziehen und beim Ausatmen wieder lösen.

4. **Ausgangsposition:** Hüftbreiter Stand auf Zehenspitzen. Die Arme seitlich und fast gestreckt in Schulterhöhe wegstrecken.

   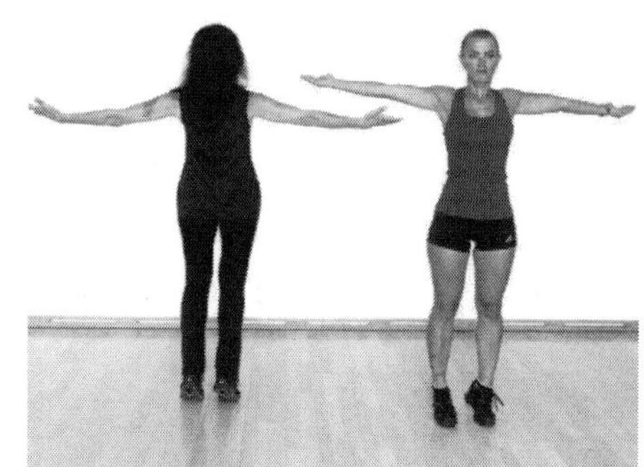

   Übungsausführung: Mit dem Ausatmen die Arme nach hinten ziehen und mit dem Einatmen wieder lösen.

5. **Ausgangsposition:** Hüftbreiter Stand.

   Übungsausführung: Die Schultern anheben und wieder senken - zuerst sehr langsam und dabei die Schultern beim Senken auch ganz bewusst tiefziehen. Nach einigen Wiederholungen die Übung schneller durchführen und auch das mehrmals wiederholen. Jetzt die Schultern sehr schnell hochziehen und fallen lassen - einige Male wiederholen und diese Übung mit dem Tiefziehen der Schultern beenden. (Evtl. noch mal wiederholen mit seitlich gestreckten Armen in Schulterhöhe).

   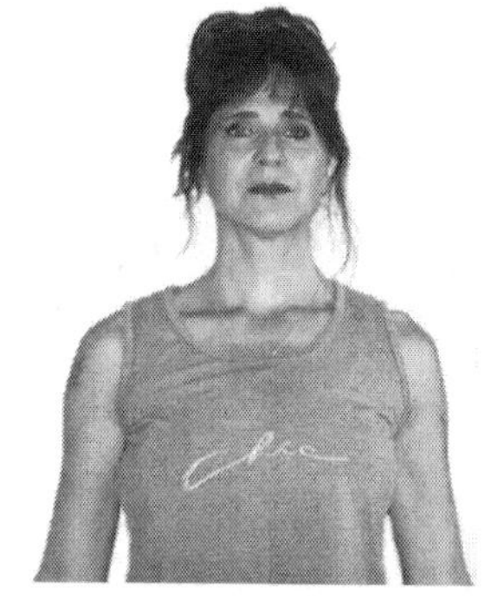

Fehlerquelle: Die Schultern wirklich ganz bewusst tiefziehen. Oft schleicht sich der Fehler ein, dass die Schultern nur bis zur Ausgangsposition gesenkt werden. Sie sollen aber ganz bewusst nach unten gezogen werden.

6. **Ausgangsposition:** Hüftbreiter Stand.

   Übungsausführung: Die Schultern nach hinten kreisen. Einige Male wiederholen.

   Variation: Die Schultern locker nach vorne kreisen. Anschließend nach hinten kreisen.

7. **Ausgangsposition:** Hüftbreiter Stand.

   Übungsausführung: Eine Schulter nach vorne kreisen und die andere nach hinten. Nach einigen Wiederholungen auf der anderen Seite wiederholen.

   Fehlerquelle: Eine Schulter kreist nach vorne, die andere nach hinten. Oft schleicht sich der Fehler ein, dass beim gegensätzlichen Kreisen beide Schultern nacheinander nach vorne oder nach hinten kreisen.

8. **Ausgangsposition:** Hüftbreiter Stand.

   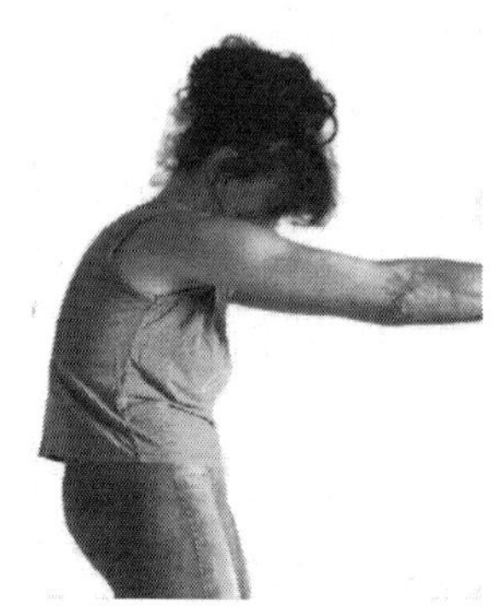

   Übungsausführung: Beim Ausatmen die Arme und Schultern nach vorne ziehen, Becken kippen und einen Rundrücken machen und beim Einatmen wieder gerade werden. Einige Male wiederholen.

9. **Ausgangsposition:** Hüftbreiter Stand.

   Übungsausführung: Die Schultern im Wechsel einmal nach vorne ziehen und anschließend bewusst zurückziehen (Schulterblätter zusammenpressen). Zuerst gehen die Schultern hoch wenn die Schultern nach vorn gezogen werden. Nach einigen Wiederholungen während der Übung die Schultern bewusst tiefziehen und tief lassen.

   Fehlerquelle: Der Rücken bleibt ansonsten gerade. Oft schleicht sich der Fehler ein, dass ein Rundrücken gemacht wird oder der Kopf nach vorne geneigt wird.

10. **Ausgangsposition:** Hüftbreiter Stand.

    Übungsausführung: Die Hände fassen und die Arme nach vorne ziehen, gleichzeitig das Brustbein nach hinten drücken.

Die Schulterblätter werden dabei auseinandergezogen. Einige Sekunden halten.

11. **Ausgangsposition:** Hüftbreiter Stand.

    Übungsausführung: Die Hände hinter dem Körper fassen, die Schulterblätter tiefziehen und zusammenpressen. Die Hände ziehen dabei nach unten und leicht nach hinten.

12. **Ausgangsposition:** Hüftbreiter Stand.

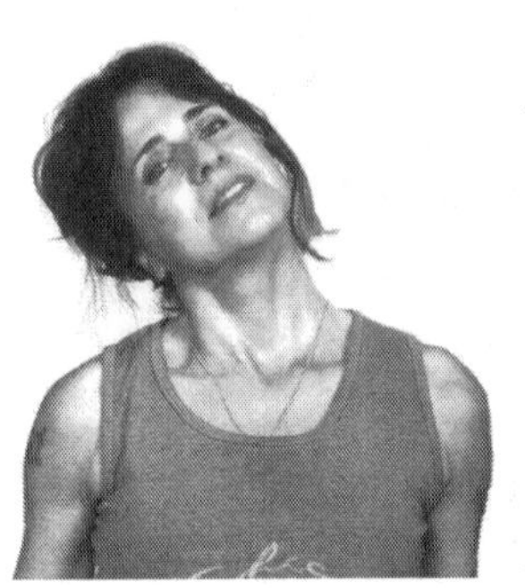

Übungsausführung: Die Schultern tiefziehen und den Kopf zur Seite neigen mit dem Ausatmen, das obere Ohr zieht nach oben. Halten und weiteratmen. Nach einigen Sekunden wieder lösen. Dann auf der anderen Seite wiederholen.

Variation: Den Kopf (evtl. mit dem Ausatmen) zur Seite neigen. Das obere Ohr zieht nach oben in Richtung Decke, Schultern tief ziehen. Nun die gegenüberliegende Schulter noch mehr tief ziehen und (evtl. mit dem Einatmen) den Kopf wieder aufrichten - dann auf der anderen Seite usw.. Einige Male im Wechsel (evtl. im Atemrhythmus) durchführen.

Variation: Mit der rechten Hand über den Kopf an die linken Kopfseite (in Ohrhöhe) fassen. Der Kopf drückt nun gegen die rechte Hand (ca. 6 Sek. halten), dann lösen und gleich den Kopf nach rechts neigen und dehnen (ca. 10 Sek. halten). In dieser Position nun den Kopf wieder gegen die rechte Hand drücken (ca. 6 Sek. halten), dann lösen und gleich noch etwas mehr in die Dehnung kommen (ca. 10 Sek. halten). Ein drittes Mal wieder in dieser Position den Kopf gegen die rechte Hand drücken (ca. 6 Sek. halten), dann lösen und gleich noch etwas mehr in die Dehnung kommen (ca. 10 Sek. halten). Die Hand wegnehmen und den Kopf langsam wieder aufrichten. Auf der anderen Seite wiederholen.

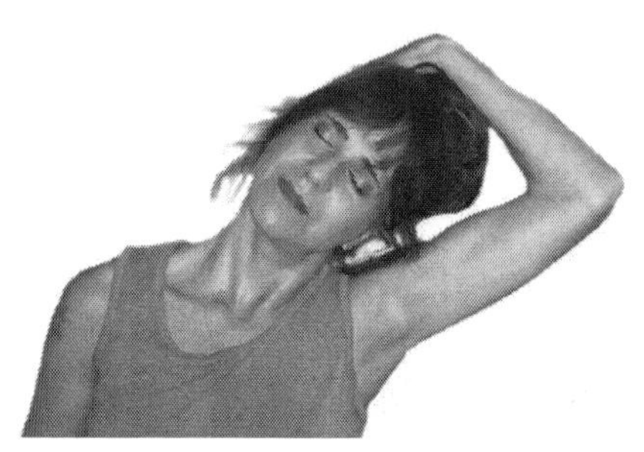

Fehlerquelle: Nicht ziehen am Kopf - das Gewicht der Hand reicht vollkommen aus für die Dehnung. Oft schleicht sich der Fehler ein, dass durch einen Zug der Hand die Dehnung verstärkt werden soll.

13. **Ausgangsposition:** Hüftbreiter Stand.

Übungsausführung: Die Schultern tiefziehen und den Kopf nach vorne neigen mit dem Ausatmen, das Kinn zieht zum

Brustbein. Halten und weiteratmen. Nach einigen Sekunden wieder lösen.

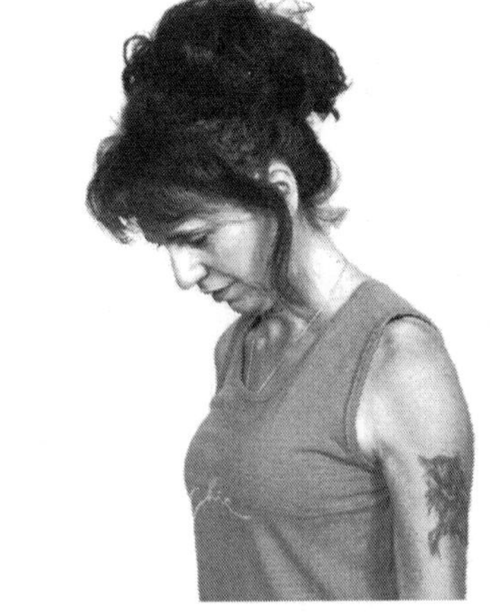

Variation: Den Kopf hochziehen, dann nach vorne neigen und halten. Die Schultern ziehen tief. Nach einigen Sekunden aus dieser Position heraus den Kopf nach rechts drehen und halten. Nach einigen Sekunden den Kopf aus dieser Position heraus neigen, als ob man über die rechte Schulter schauen möchte. Nach einigen Sekunden lösen. Dann auf der anderen Seite wiederholen.

Variation: Den Kopf hochziehen, dann nach vorne neigen und halten. Die Schultern ziehen tief. Nach einigen Sekunden aus dieser Position heraus den Kopf nach rechts neigen und halten. Nach einigen Sekunden lösen. Dann auf der anderen Seite wiederholen.

Variation: Den Kopf hochziehen, dann nach vorne neigen und halten. Die Schultern ziehen tief. Nach einigen Sekunden den Kopf hin- und herdrehen, als ob man "Nein" sagen möchte. Einige Male wiederholen.

Variation: Den Kopf nach rechts neigen, linkes Ohr zeigt dabei nach oben. Nun den Kopf im Halbkreis nach vorne und zur anderen Seite rollen. Dann wieder zurückrollen. Einige Male wiederholen.

Variation: Mit den verschränkten Händen den Hinterkopf fassen. Der Kopf drückt nun gegen die Hände (ca. 6 Sek. halten), dann lösen und gleich den Kopf nach vorne neigen und dehnen (ca. 10 Sek. halten). In dieser Position nun den Kopf wieder gegen die Hände drücken (ca. 6 Sek. halten), dann lösen und gleich noch etwas mehr in die Dehnung kommen (ca. 10 Sek. halten). Ein drittes Mal wieder in dieser Position den Kopf gegen die Hände drücken (ca. 6 Sek. halten), dann lösen und gleich noch etwas mehr in die Dehnung kommen (ca. 10 Sek. halten). Die Hände wegnehmen und den Kopf langsam wieder aufrichten. Auf der anderen Seite wiederholen.

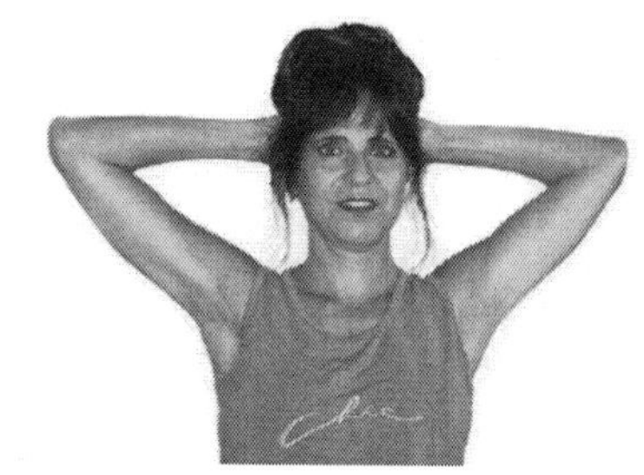

Fehlerquelle: Nicht ziehen am Kopf - das Gewicht der Hände reicht vollkommen aus für die Dehnung. Oft schleicht sich der Fehler ein, dass durch einen Zug der Hände die Dehnung verstärkt werden soll. Die Schultern bleiben tief. Oft schleicht sich der Fehler ein, dass die Schultern hochgezogen werden.

14. **Ausgangsposition:** Hüftbreiter Stand.

    Übungsausführung: Das Kinn zum Hals ziehen (ein Doppelkinn machen) und aus dieser Position den Kopf nach vorne neigen und den Hinterkopf nach oben ziehen. Dabei die Schultern tiefziehen. Es soll in der oberen Region der Halswirbelsäule eine Dehnung zu spüren sein.

    Fehlerquelle: Das Kinn zum Hals ziehen. Oft schleicht sich der Fehler ein, dass der Kopf ganz geneigt wird und dann das Kinn wieder zum Schlüsselbein oder Brustbein gezogen wird.

15. **Ausgangsposition:** Hüftbreiter Stand.

    Übungsausführung: Die Schultern tiefziehen und den Kopf mit dem Ausatmen so weit zur Seite drehen wie es geht (als ob Sie nach hinten schauen möchten). Der Oberkörper bleibt fixiert. Mit dem Einatmen den Kopf wieder nach vorne drehen. Mit dem nächsten Ausatmen den Kopf nach links drehen und mit dem Einatmen wieder nach vorne. Einige Male wiederholen.

    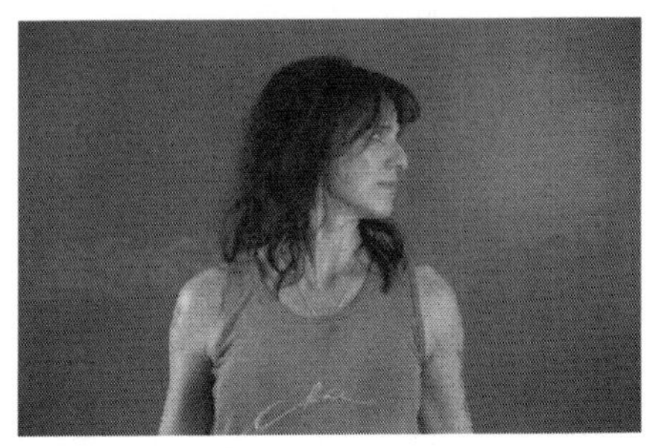

    Variation: Die Schultern tiefziehen und den Kopf mit dem Ausatmen so weit zur Seite drehen wie es geht (als ob Sie nach hinten schauen möchten). Der Oberkörper bleibt fixiert. In dieser Position halten, die gegenüberliegende Schulter noch mehr nach unten und hinten ziehen. Nach einigen Sekunden lösen und die Übung auf der anderen Seite wiederholen.

Fehlerquelle: Die Schultern tiefziehen. Oft schleicht sich der Fehler ein, dass die Schultern angehoben werden. Der Oberkörper bleibt fixiert. Oft schleicht sich der Fehler ein, dass der Oberkörper mitgedreht wird.

16. **Ausgangsposition:** Hüftbreiter Stand.

Übungsausführung: Den Kopf gerade nach vorne schieben

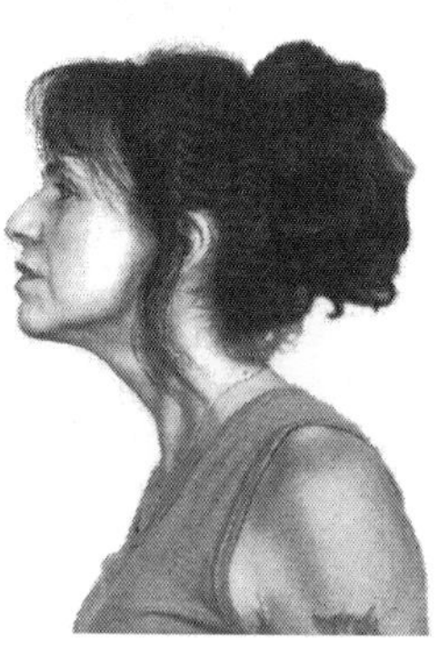

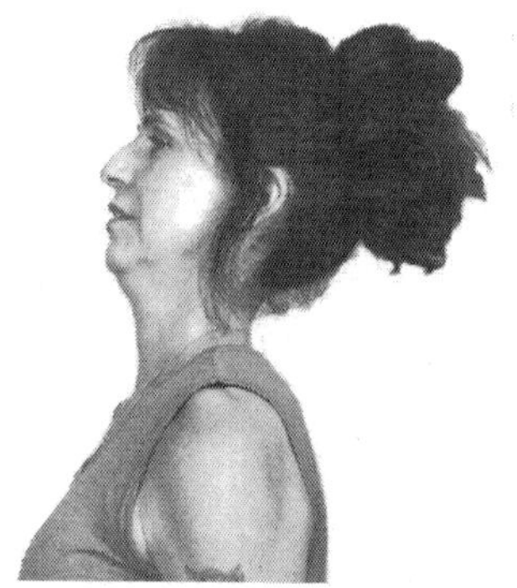

und nach hinten ziehen (wie ein Vogel oder eine Schildkröte). Einige Male wiederholen.

Fehlerquelle: Den Kopf gerade vor- und zurückbewegen. Oft schleicht sich der Fehler ein, dass der Kopf geneigt wird. Den

Kopf wirklich auch nach hinten ziehen. Oft schleicht sich der Fehler ein, dass der Kopf nur nach vorne geschoben und dann in die Normalposition zurückgebracht wird.

17. **Ausgangsposition:** Mit dem Rücken zu einer Wand stehen. Ungefähr eine Fußlänge weit von der Wand positionieren. (Es wird leichter, wenn Sie näher an der Wand stehen und schwerer je weiter Sie entfernt stehen.) Der Kopf und die Schultern liegen an der Wand an. Die Ellenbogen seitlich in Schulterhöhe zur Wand bringen und das Becken nicht an der Wand ablegen. Der Körper bleibt steif und gespannt wie ein Brett.

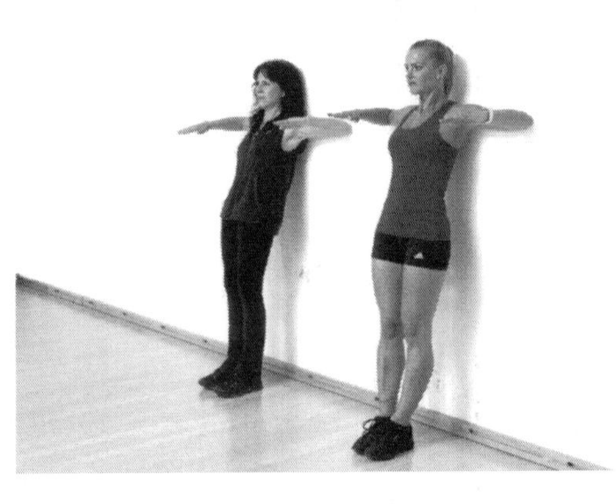

Übungsausführung: Mit den Ellenbogen den Körper von der Wand wegdrücken mit dem Ausatmen und mit dem Einatmen wieder lösen. Nach einigen Wiederholungen die Arme gestreckt nach unten an die Wand bringen. Dann nur mit der Hand den Körper von der Wand wegdrücken. Nach einigen Wiederholungen die Übung mit zur Seite gestreckten Armen durchführen. Dabei zeigen die Handflächen nach vorne. (Sollte dies anatomisch nicht möglich sein, die Handflächen zur Wand drehen.) Einige Male wiederholen.

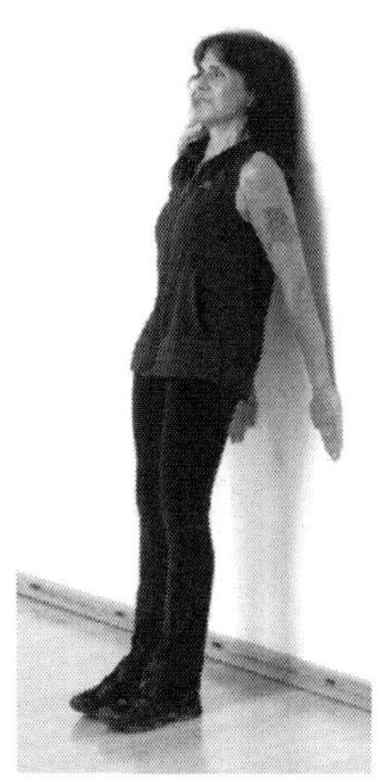

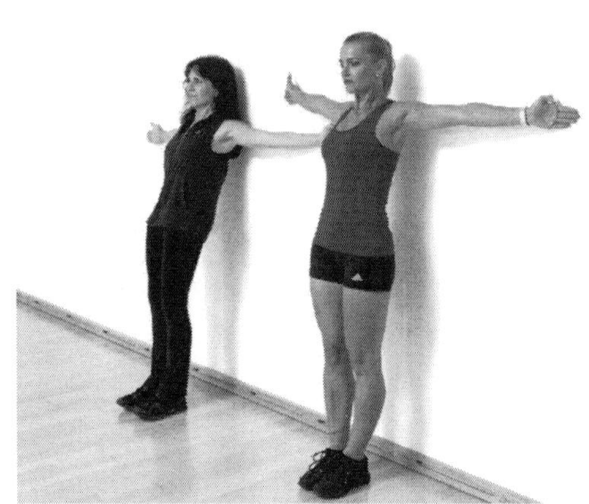

Fehlerquelle: Wirklich den Körper ganz gestreckt wegdrücken. Oft schleicht sich der Fehler ein, dass Ausweichbewegungen im Becken stattfinden. Bei den Übungen mit gestreckten Armen wirklich nur mit den Händen wegdrücken. Oft schleicht sich der Fehler ein, dass mit den Ellenbogengelenken „nachgeholfen" wird.

18. **Ausgangsposition:** Mit dem Rücken zur Wand stehen. Die Knie fast im rechten Winkel beugen, die Füße etwas vor den Kniegelenke aufstellen. Kreuzbein, Rücken und Kopf liegen an der Wand an. Die Ellenbogen seit-

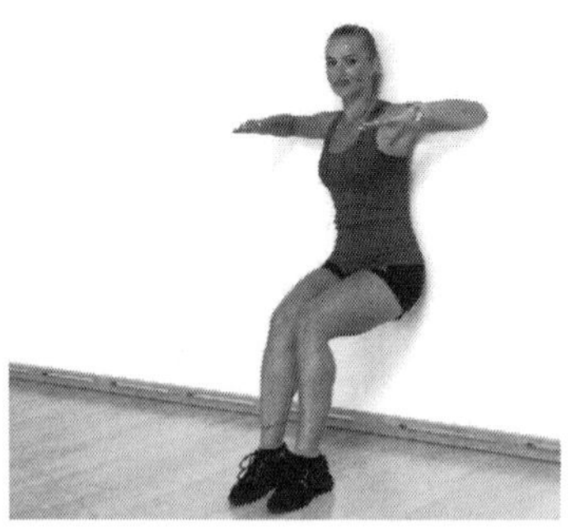

lich in Schulterhöhe zur Wand bringen.

Übungsausführung: Mit den Ellenbogen den Oberkörper als Ganzes gerade nach vorne drücken und wieder lösen.

Fehlerquelle: Den Oberkörper als Ganzes nach vorne drücken. Oft schleicht sich der Fehler ein, dass zuerst das Becken und dann die Schultern (oder umgekehrt) nach vorne gedrückt werden oder dass das Becken nach vorne geschoben wird.

19. **Ausgangsposition:** Mit dem Gesicht zur Wand ca. einen großen Schritt entfernt zur Wand stehen.

Übungsausführung:
Gerade wie ein Brett nach vorne fallen lassen, in den Wandstütz kommen, die Fersen anheben und die

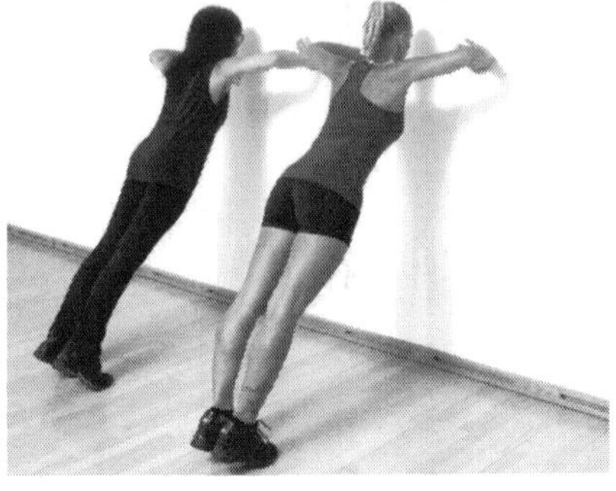

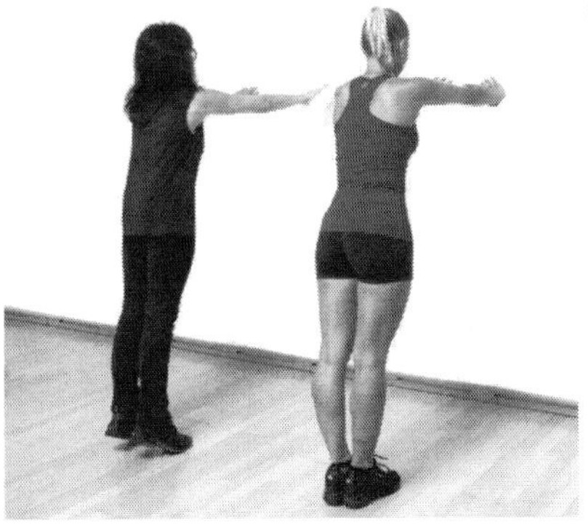

Arme im Ellenbogen beubeugen. Mit Schwung wieder zurückwerfen. Einige Male wiederholen. Wir sprechen hier vermehrt die Faszien an. Nach einigen

Wiederholungen vorne halten und in kleinen Bewegungen ein wenig von der Wand „wegwerfen“.

Fehlerquelle: Den Körper gerade wie ein Brett lassen. Oft schleicht sich der Fehler ein, dass der Körper entweder nach vorne abgeknickt oder nach hinten überstreckt wird. Die Fersen anheben. Wirklich mit Schwung arbeiten. Oft schleicht sich der Fehler ein, dass die Übung langsam und sehr kontrolliert ausgeführt wird. Die Übung wird fließend ausgeführt. Oft schleicht sich der Fehler ein, dass der Körper mit gestreckten Armen an der Wand „abgefangen“ wird und erst dann die Arme gebeugt werden.

20. **Ausgangsposition:** Stehen mit geöffneten Beinen. Hände fassen und die fast gestreckten Arme nach oben über dem Kopf halten.

    Übungsausführung: Die Arme kurz zurückziehen und dann mit rundem Rücken nach unten durchschwingen. Zurückkommen und einige Male wiederholen.

    Variation: Der Oberkörper wird in der Ausgangsposition leicht gedreht und schwingt dann seitlich rund nach unten. Hier wollen wir wieder verstärkt die Faszien ansprechen. **Diese Übung bitte nicht bei akuten Problemen der LWS durchführen!**

Fehlerquelle: Wirklich mit Schwung arbeiten. Oft schleicht sich der Fehler ein, dass die Übung langsam und sehr kontrolliert ausgeführt wird.

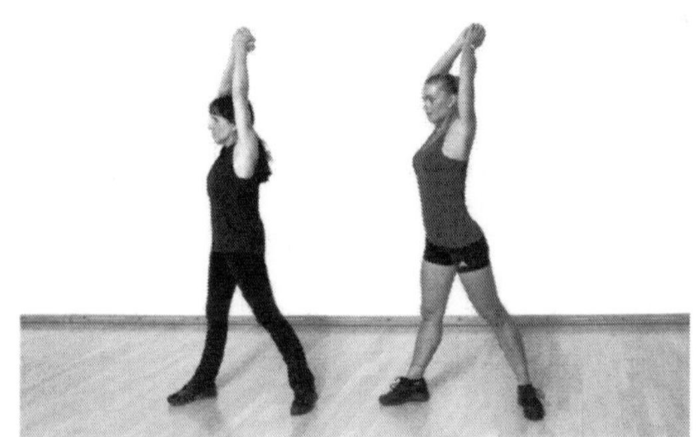

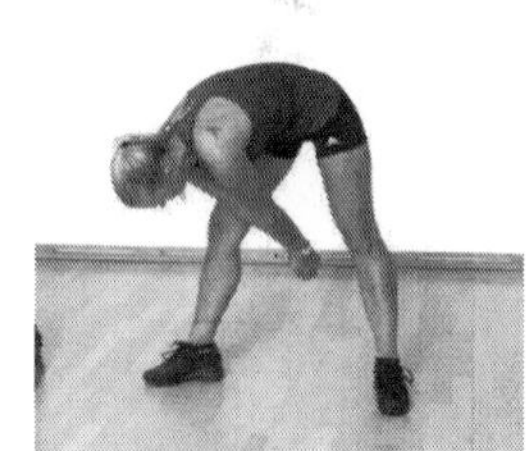

21. **Ausgangsposition:** Hüftbreiter Stand.

Übungsausführung: Die Arme mit dem Einatmen anheben und über dem Kopf die Handflächen aneinander legen. Mit

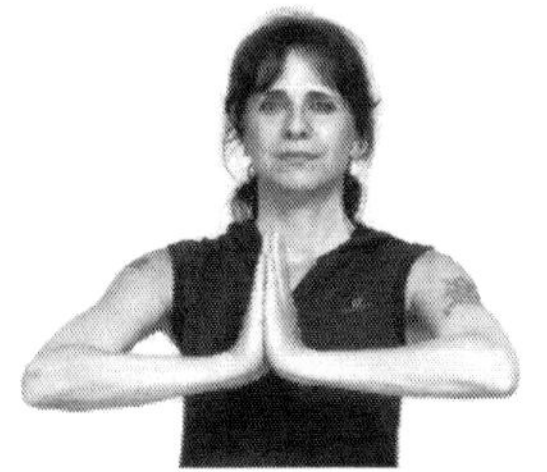

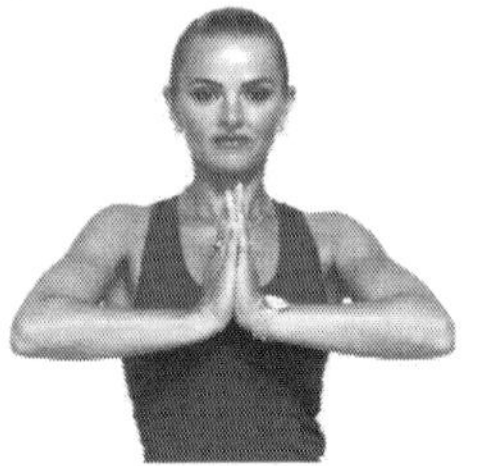

dem Ausatmen die Hände vor den Brustkorb bringen, die Ellenbogen zeigen nach außen, und die Schultern tiefziehen. Die Arme bleiben in dieser Position. Jetzt mit dem nächsten Ausatmen die Fersen anheben und mit dem Einatmen senken. Das Anheben und Senken der Fersen einige Male wiederholen. Dann die Fersen kurz oben halten.

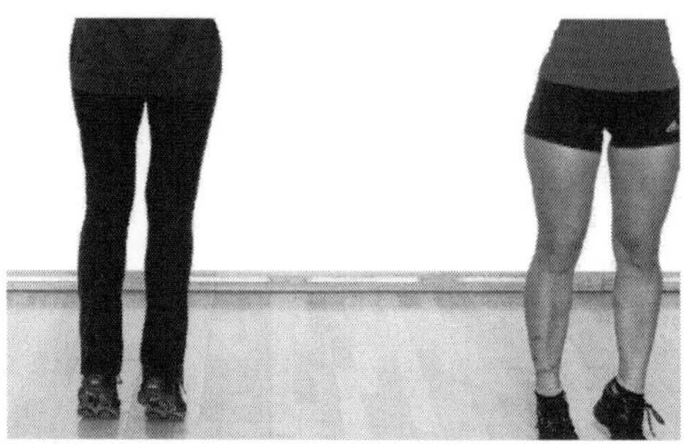

Fehlerquelle: Die Schultern ganz bewusst tiefziehen. Oft schleicht sich der Fehler ein, dass die Schultern hochgezogen werden.

22. **Ausgangsposition:** Hüftbreiter Stand. Die Hände fassen und die Arme gestreckt vorne in Schulterhöhe anheben. Die Schultern ganz bewusst tiefziehen.

    Übungsausführung: Jetzt die Arme gestreckt etwas über die Schulterhöhe anheben und wieder in die Ausgangsposition zurückbringen. Ausatmen beim Anheben und Einatmen beim Zurückkommen. Die Schultern bleiben tiefgezogen. Einige Male wiederholen.

    Variation: Die Arme leicht nach links in Schulterhöhe halten. Dieselbe Übung durchführen und dann auf der anderen Seite wiederholen.

    Fehlerquelle: Die Schultern ganz bewusst tiefziehen. Oft schleicht sich der Fehler ein, dass die Schultern hochgezogen werden.

23. **Ausgangsposition:** Hüftbreiter Stand.

    Übungsausführung: Die rechte Hand drückt seitlich gegen das rechte Ohr (bzw. den Kopf) und der Kopf hält fest dagegen. Die Schultern dabei tiefziehen. Kurz halten und dann auf der anderen Seite wiederholen.

    Fehlerquelle: Die Schultern auch ganz bewusst tiefziehen. Oft schleicht sich der Fehler ein, dass die Schultern hochgezogen werden.

24. **Ausgangsposition:** Hüftbreiter Stand.

    Übungsausführung: Die Hände drücken von vorne gegen die Stirn, der Kopf hält fest dagegen. Die Schultern dabei tiefziehen.

    Fehlerquelle: Die Schultern auch ganz bewusst tiefziehen. Oft schleicht sich der Fehler ein, dass die Schultern hochgezogen werden.

    Ausgangsposition: Hüftbreiter Stand.

    Übungsausführung: Die fast gestreckten Arme in Schulterhöhe seitlich anheben, die Schultern bleiben tief. Die Handflächen zeigen nach oben. Jetzt die Arme mit

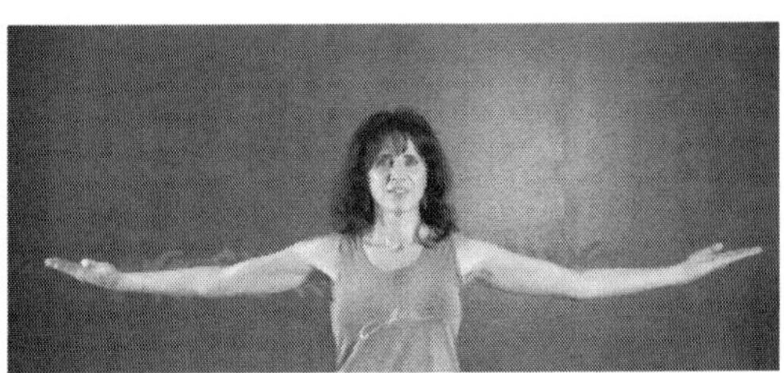

dem Ausatmen nach vorne unten drehen, so dass die Handflächen nach einer Drehung wieder nach oben zeigen. Die Bewegung erfolgt nur im Schultergelenk, der übrige Körper bleibt aufrecht. Mit dem Einatmen wieder zurückdrehen. Einige Male wiederholen.

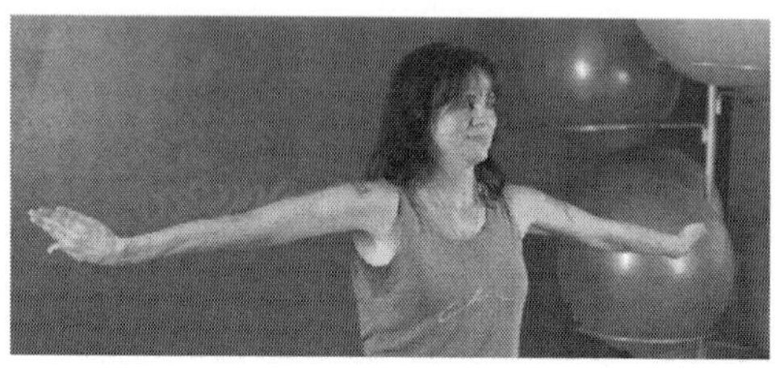

Fehlerquelle: Die Bewegung erfolgt nur im Schultergelenk, der übrige Körper bleibt aufrecht. Oft schleicht sich der Fehler ein, dass der Oberkörper abwechselnd rund und wieder gerade wird.

25. **Ausgangsposition:** Hüftbreiter Stand.

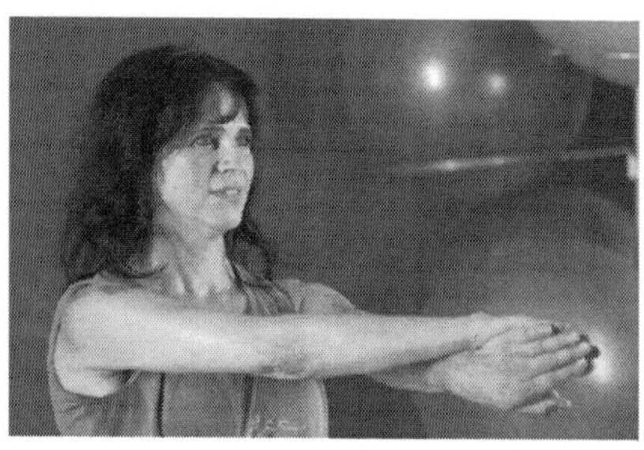

Übungsausführung: Die fast gestreckten Arme vorne in Schulterhöhe anheben, die Schultern bleiben tief. Die Arme überkreuzen (zuerst den linken Arm oben) und die Handflächen aufeinander legen. Jetzt die Arme nach links ziehen, so dass

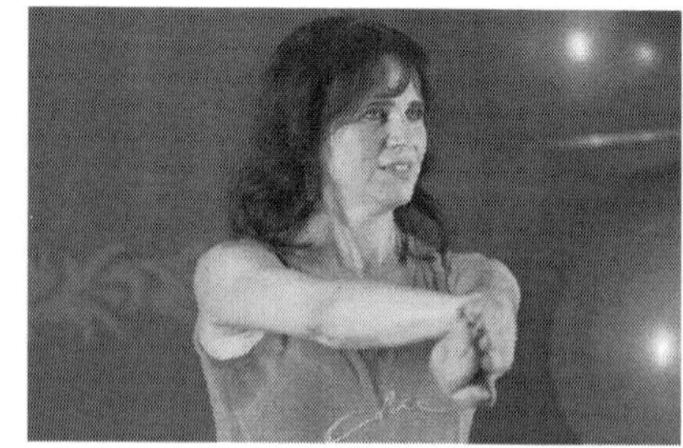

eine leichte Dehnung im Schulter- und Rückenbereich entsteht. Kurz halten und dann auf der anderen Seite wiederholen.

Fehlerquelle: Die Schultern bleiben tief. Oft schleicht sich der Fehler ein, dass eine oder beide Schultern hochgezogen werden.

26. **Ausgangsposition:** Hüftbreiter Stand.

Übungsausführung: Den rechten Arm vorne in Schulterhöhe anheben und im Ellenbogengelenk anwinkeln, die Schultern bleiben tief. Mit der linken Hand den rechten Ellenbogen fassen und nach links zum Körper heranziehen, so dass eine leichte Dehnung im Schulter- und Rückenbereich entsteht. Kurz halten und dann auf der anderen Seite wiederholen.

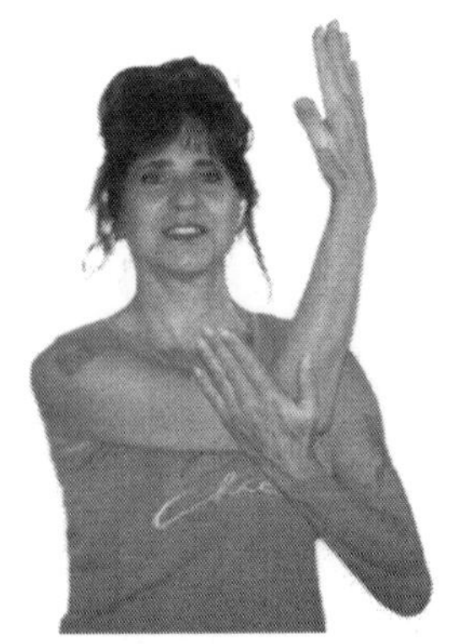

Fehlerquelle: Die Schultern bleiben tief. Oft schleicht sich der Fehler ein, dass eine oder beide Schultern hochgezogen werden.

27. **Ausgangsposition:** Hüftbreiter Stand. Aufrecht stehen, der Scheitel zieht ein wenig nach oben, die Schultern ziehen tief.

Stellen Sie sich vor, sie hätten auf der Nasenspitze einen Stift und vor Ihrem Gesicht ein Blatt Papier.

Übungsausführung: Nun machen Sie eine Bewegung, als ob Sie mit dem Stift kleine Kreise auf das Blatt zeichnen würden. Ganz locker, ohne die Muskeln anzuspannen. Versuchen Sie, im Hals-/Nackenbereich ganz locker zu bleiben. Nach einigen Wiederholungen in die andere Richtung durchführen.

Variation: Sie können die Kreisbewegungen in der Größe verändern. Oder auch Vierecke, Dreiecke oder Schleifen (8er) zeichnen.

Fehlerquelle: Die Schultern dabei nicht hochziehen. Oft schleicht sich der Fehler ein, dass die Schultern dabei nach oben kommen. Die Hals-/Nackenregion ganz locker lassen. Oft schleicht sich der Fehler ein, dass die Bewegung mit einer starken Spannung im Halsmuskel durchgeführt wird.

28. **Ausgangsposition:** Hüftbreiter Stand. Die rechte, flache Hand auf die zur Faust geballte linke Hand legen. Beide Hände zum Hals unter das Kinn bringen. Das Kinn auf die rechte Hand legen. Die Schultern tiefziehen.

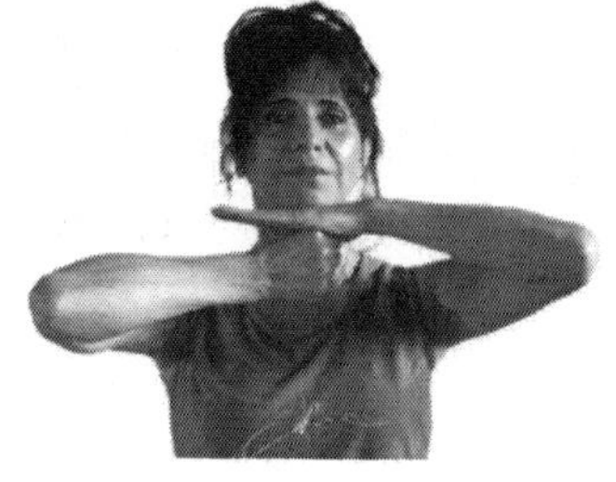

Übungsausführung: Das Kinn drückt kräftig gegen die rechte Hand und die Hände halten den Gegendruck. Einige Sekunden halten.

Variation: Während des Druckes den Kopf im Wechsel zur Seite neigen (das Ohr zieht in Richtung Schulter).

Fehlerquelle: Die Schultern dabei nicht hochziehen. Oft schleicht sich der Fehler ein, dass die Schultern dabei nach oben kommen.

29. **Ausgangsposition:** Vierfußstand. Das Gewicht nach hinten verlagern, so dass der Schwerpunkt unterhalb der Kniescheibe ist, die Hände dann unter die Schultergelenke bringen. Den Bauch einziehen.

Übungsausführung: Die rechte Hand zur rechten Schulter bringen, der rechte Ellenbogen zeigt zur Seite. Beim Ausatmen den Oberkörper nach rechts oben drehen und beim Einatmen wieder gerade werden. Nach einigen Wiederholungen beim Ausatmen und Drehen das linke Bein dazu anheben und strecken. Wenn der Oberkörper wieder gerade wird, das Knie fast ablegen. Einige Male wiederholen. Dann auf der anderen Seite ausführen.

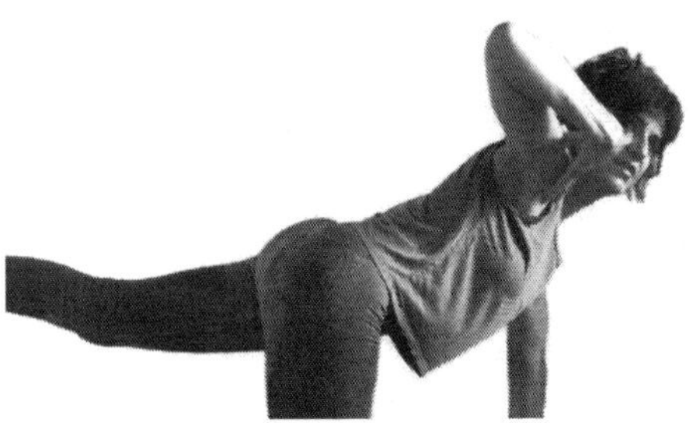

Fehlerquelle: Den Ellenbogen nur bis zur Seite zurückbringen, es erfolgt keine Bewegung im Schultergelenk. Der Ellenbogen zeigt nur nach oben durch die Drehung im Rücken. Oft schleicht sich der Fehler ein, dass das Schultergelenk bewegt wird und der Ellenbogen dann auch nach unten zeigt.

30. **Ausgangsposition:** Sitzend, die Beine hüftbreit nach vorne gestreckt.

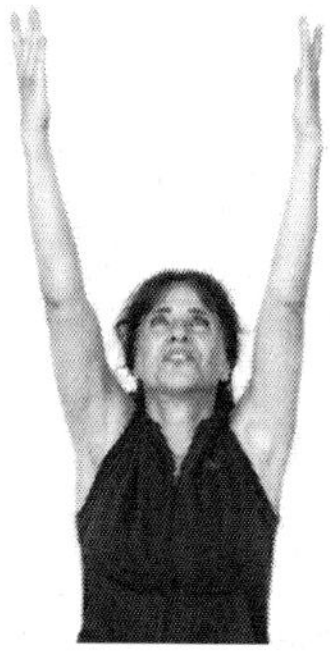

    Übungsausführung: Das Becken aufrichten und mit dem Einatmen die Arme nach oben ziehen. Mit dem Ausatmen einen Rundrücken machen, die Arme senken und die Ellenbogen bei angewinkelten Armen nach hinten ziehen. Beim Einatmen wieder aufrichten und die Arme nach oben ziehen. Einige Male wiederholen.

    Fehlerquelle: Das Becken wird immer wieder aufgerichtet , wenn die Arme nach oben gezogen werden (auf die Sitzbeinhöcker kommen). Oft schleicht sich der Fehler ein, dass ein Rundrücken bleibt.

31. **Ausgangsposition:** Sitzend. Eine Sitzposition wählen, in der man aufrecht sitzen kann. Das Becken aufrichten und die Schultern tiefziehen ziehen. Der Scheitel zieht nach oben.

Übungsausführung: Nun (evtl. mit dem Ausatmen) das Brustbein zurückschieben. Die Schulterblätter werden dabei auseinandergezogen. **Achtung:** Die LWS soll nicht mitbewegt werden. Dabei in den Rücken atmen.

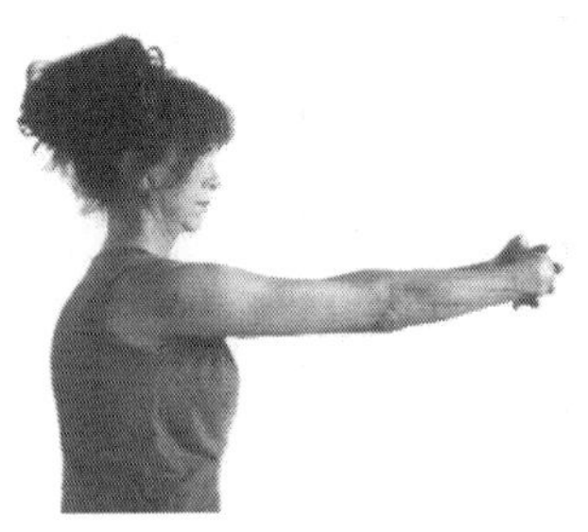

Fehlerquelle: Das Becken bleibt immer aufgerichtet während der ganzen Übung (auf die Sitzbeinhöcker kommen). Oft schleicht sich der Fehler ein, dass ein Rundrücken gemacht wird.

32. **Ausgangsposition:** Bauchlage. Den Bauch einziehen, das Becken kippen, den Bauchnabel in Richtung WS ziehen und den Po anspannen. Die Hände vorne auf dem Boden aufeinanderlegen und die Stirn auf die Hände legen.

Übungsausführung: Die Schultern in Richtung Füße ziehen und die Stirn auf die Hände pressen. Einige Zeit halten.

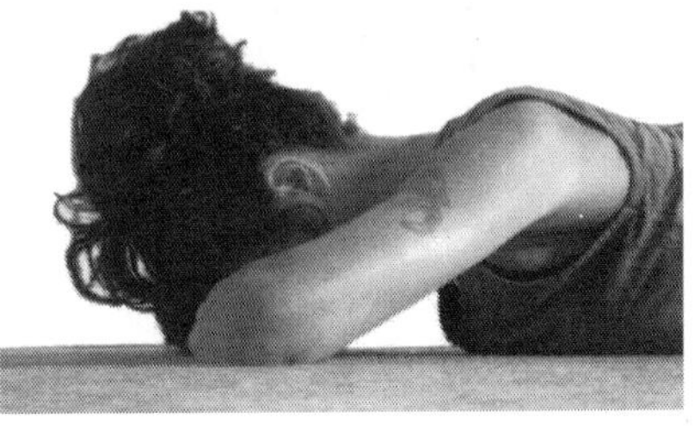

Fehlerquelle: Die Schultern in Richtung Füße ziehen. Oft schleicht sich der Fehler ein, dass die Schultern in Richtung Ohren hochgezogen werden.

33. **Ausgangsposition:** Bauchlage. Den Bauch einziehen, das Becken kippen, den Bauchnabel in Richtung Wirbelsäule ziehen und den Po anspannen. Die Hände seitlich an die Schläfe halten, die Schultern und den Kopf leicht anheben. Die Schultern ziehen in Richtung Hüfte bzw. Füße.

    Übungsausführung:

    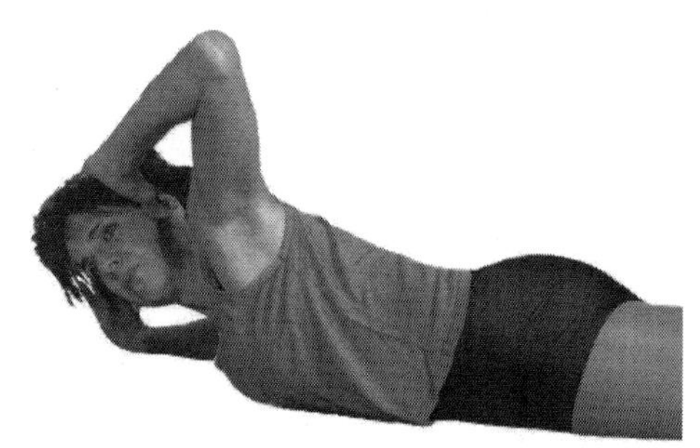

    Den Oberkörper mit dem Ausatmen nach rechts drehen und mit dem Einatmen wieder in die Ausgangsposition zurückdrehen. Dann beim Ausatmen nach links drehen und mit dem Einatmen wieder in die Ausgangsposition kommen. Einige Male wiederholen.

    Fehlerquelle: Die Schultern in Richtung Füße ziehen. Oft schleicht sich der Fehler ein, dass die Schultern in Richtung Ohren hochgezogen werden.

34. **Ausgangsposition:** Rückenlage. Die Ellenbogen in Schulterhöhe seitlich auf dem Boden ablegen, die Unterarme in Richtung Decke strecken. Die Füße heranstellen.

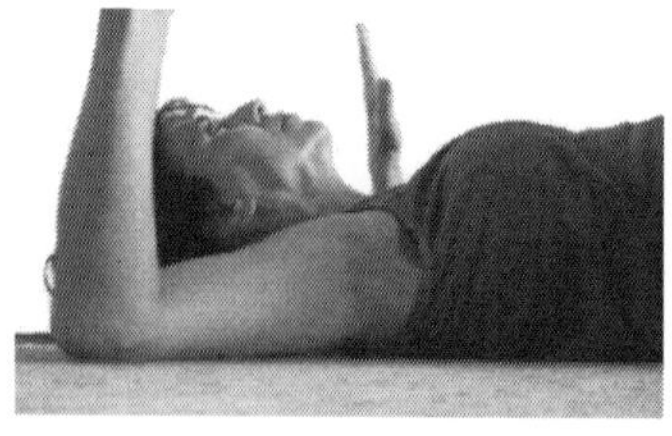

Übungsausführung: Die Ellenbogen drücken fest auf den Boden, die Schultern in Richtung Füße ziehen und den Kopf leicht anheben. Dabei auch das Becken kippen und den Bauch einziehen. **Steigerung:** Die Unterarme werden jetzt zusätzlich parallel zum Kopf auf dem Boden abgelegt, die Handflächen zeigen nach oben. Dann statt der Ellenbogen die gesamten Unterarme auf den Boden drücken während der Übung.

Fehlerquelle: Die Schultern in Richtung Füße ziehen. Oft schleicht sich der Fehler ein, dass die Schultern in Richtung Ohren gezogen werden. Den Kopf leicht anheben. Oft schleicht sich der Fehler ein, dass der Kopf so weit angehoben wird, dass er in Richtung Brustbein gezogen wird.

35. **Ausgangsposition:** Rückenlage. Die Füße vor dem Po auf dem Boden aufstellen. Die Arme seitlich auf dem Boden ablegen, das Becken kippen, den Bauch einziehen und die Schultern in Richtung Hüfte ziehen.

Übungsausführung: Den Kopf ganz wenig (ca. 1 - 2 cm) vom Boden abheben. Gerade nach vorne ziehen und nicht neigen (das Kinn zieht in Richtung Decke).

Steigerung: Aus dieser Position heraus den Kopf wie eine Schildkröte vorschieben und zurück zurückziehen. Nicht neigen, sondern gerade vor- und zurückbewegen.

Fehlerquelle: Den Kopf nicht neigen. Oft schleicht sich der Fehler ein, dass das Kinn zur Brust gezogen wird. Der Oberkörper (incl. Schultern) bleibt auf dem Boden. Oft schleicht sich der Fehler ein, dass der Oberkörper mit angehoben wird.

36. Ausgangsposition: Rückenlage. Die Füße vor dem Po auf dem Boden aufstellen. Die Arme seitlich auf dem Boden ablegen, das Becken kippen, den Bauch einziehen und die Schultern in Richtung Hüfte ziehen.

Übungsausführung: Den Kopf nach rechts drehen. Jetzt ganz wenig (ca. 1 - 2 cm) vom Boden abheben und einige Sekunden halten. Dann auf der anderen Seite wiederholen.

Fehlerquelle: Der Oberkörper (incl. Schultern) bleibt auf dem Boden. Oft schleicht sich der Fehler ein, dass der Oberkörper mit angehoben wird.

37. **Ausgangsposition:** Rückenlage.

Übungsausführung: Die Hände bzw. die gestreckten Arme in Richtung Decke anheben (Fingerspitzen zeigen zur Decke). Jetzt die Arme hochziehen, so dass die Schultern in Richtung Decke angehoben werden. Diese Position kurz halten und dann die Schultern richtig fallen lassen. Diese Übung einige Male wiederholen.

38. **Ausgangsposition:** Rückenlage. Die Füße vor dem Po auf dem Boden aufstellen, die Beine schließen. Die Arme seitlich in Schulterhöhe gestreckt ablegen. Die Handflächen zeigen nach oben.

Übungsausführung: Das rechte Bein über das linke schlagen. Jetzt mit der linken Hand das rechte Knie (oder den Oberschenkel) fassen und nach links drehen, bis das rechte Knie am Boden liegt. Nun den rechten Arm nach rechts, schräg zwischen Schulter- und Kopfhöhe, gestreckt am Boden ablegen. Nach einigen Sekunden ganz langsam zurückdrehen und dasselbe auf der anderen Seite durchführen.

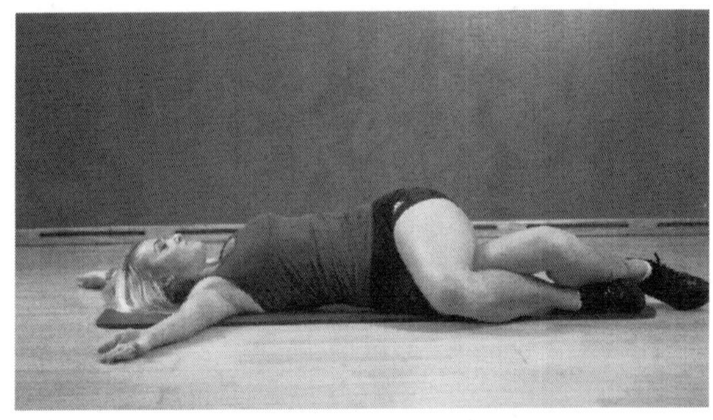

Fehlerquelle: Der Arm ist schräg zwischen Schulterhöhe und Kopfhöhe. Oft schleicht sich der Fehler ein, dass der Arm in Schulterhöhe oder noch tiefer bzw. direkt neben dem Kopf abgelegt wird.

Übungen mit Tube / Theraband

1. **Ausgangsposition:** Stehend mit geöffneten, gebeugten Beinen. Die Füße und Knie zeigen dabei leicht nach außen. Das Gewicht auf die Fersen verlagern.

   Übungsausführung: Das Tube oder Theraband fassen, die Arme in Schulterhöhe nach vorne strecken. Mit dem Ausatmen die gestreckten Arme seitlich nach außen hin öffnen und mit dem Einatmen wieder lösen.

   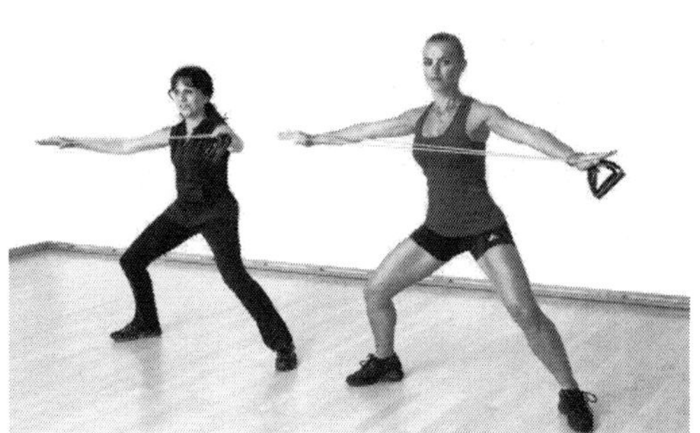

   Variation: Die Arme geöffnet lassen und kleine Bewegungsimpulse nach außen setzen.

   Fehlerquelle: Der Oberkörper bleibt aufrecht. Ggf. den Oberkörper leicht nach vorne neigen. Oft schleicht sich der Fehler ein, dass der Oberkörper nach hinten und das Becken nach vorne geschoben wird.

2. **Ausgangsposition:** Schrittstellung. Das rechte vordere Bein steht auf dem Tube oder Theraband und ist gebeugt. Das linke hintere Bein ist gestreckt, die Ferse bleibt am Boden. Das hintere Bein, der Rücken und der Kopf bilden eine gerade Linie. Das Gewicht ist auf dem vorderen Bein.

Übungsausführung: Das Tube oder Theraband fassen. Mit dem Ausatmen den linken gestreckten Arm nach oben ziehen und mit dem Einatmen wieder lösen. Nach einigen Wiederholungen die Übung auf der anderen Seite ausführen.

Variation: Den Arm oben lassen und kleine Bewegungsimpulse nach oben setzen.

Fehlerquelle: Der Oberkörper bleibt gerade. Oft schleicht sich der Fehler ein, dass ein Rundrücken entsteht. Die Schultern bleiben in neutraler Position. Oft schleicht sich der Fehler ein, dass die Schulter auf der Seite des trainierenden Armes nach oben gezogen wird.

3. **Ausgangsposition:** Auf das Tube stehen, dabei die Beine weit öffnen und beugen. Den Po leicht nach hinten schieben, die Knie und Fußspitzen zeigen leicht nach außen. Die Hände fassen rechts und links das Tube, dessen Enden seitlich unter den Fußsohlen hervorkommen.

   Übungsausführung: Die Beine so weit öffnen, dass die Tubeenden ziemlich kurz sind. Sie müssen so kurz sein, dass die Schultern beim Halten des Tubes nach unten gezogen werden. Jetzt die Schultern hochziehen und anschließend bewusst tiefziehen. Im Wechsel einige Male wiederholen.

   Variation: Erst die rechte Schulter und nach einigen Wiederholungen die linke Schulter trainieren.

   Fehlerquelle: Der Oberkörper und das Becken bleiben aufrecht. Oft schleicht sich der Fehler ein, dass das Becken nach vorne geschoben wird und der Rücken nach hinten fällt. Wirklich nur die Schultern hochziehen, d. h . die Arme bleiben dabei gestreckt. Oft schleicht sich der Fehler ein, dass die Arm im Ellenbogen gebeugt werden.

Übungen mit Partner

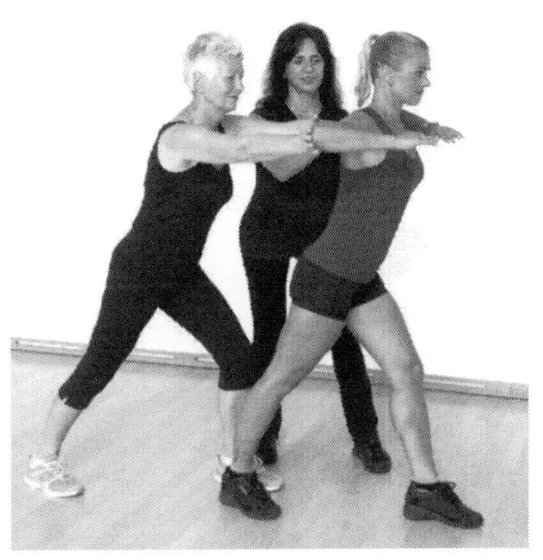

1. **Ausgangsposition:** Die Partner stehen hintereinander in Schrittstellung. Ein Bein, z. B. das rechte, ist gestreckt hinten. Das vordere, in diesem Fall das linke, ist leicht gebeugt. Das hintere Bein, der Rücken und der Kopf bilden eine Linie. Bauchspannung aufbauen. Der vordere Partner ist derjenige, der trainiert. Der vordere Partner hebt die Arme angewinkelt in Schulterhöhe an, ohne die Schultern hochzuziehen. Der hintere Partner hält von hinten mit gestreckten Armen gegen die Ellenbogen des vorderen Partners.

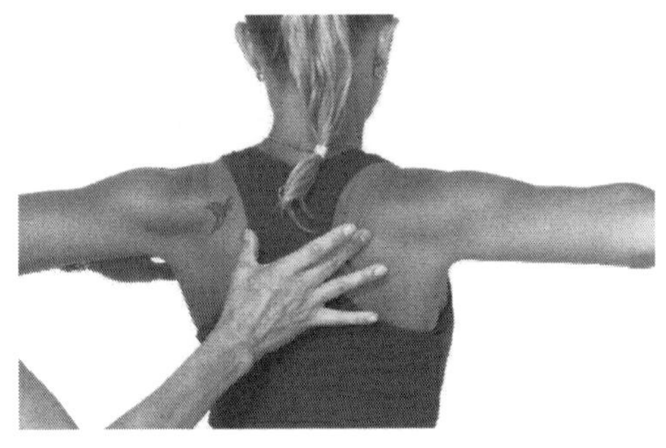

Übungsausführung: Der vordere Partner drückt mit den Ellenbogen nach hinten, der hintere Partner hält dagegen. Ca. 2 - 3 Sekunden drücken und kurz lösen usw.. Einige Male wiederholen. Dann nur noch ca. 1 Sekunde drücken und kurz lösen. Nach einigen Wiederholungen nach hinten drücken, die Spannung halten und die Schulterblätter zusammenpressen. Nach ca. 10 Sekunden lösen. Dann wechseln die Partner.

Fehlerquelle: Das hintere Bein, der Rücken und der Kopf bilden eine gerade Linie. Oft schleicht sich der Fehler ein, dass der Oberkörper aufgerichtet und der Rücken überstreckt wird. Die Schultern bleiben tief. Oft schleicht sich der Fehler ein, dass die Schultern hochgezogen werden.

2. **Ausgangsposition:** Der Partner, der trainiert, kommt mit geöffneten Beinen in eine tiefe Kniebeuge. Die Füße und Knie zeigen leicht nach außen. Das Gewicht ist nach hinten verlagert. Die Arme sind nach vorne oben gestreckt. Bauchspannung halten. Der andere Partner steht vor dem trainierenden und hält ganz leicht von oben gegen dessen Hände.

Übungsausführung: Der trainierende Partner drückt die gestreckten Arme nach oben, der andere hält dagegen. Ca. 2 - 3 Sekunden drücken und kurz lösen usw.. Einige Male wiederholen. Dann nur noch ca. 1 Sekunde drücken und kurz lösen. Nach einigen Wiederholun-

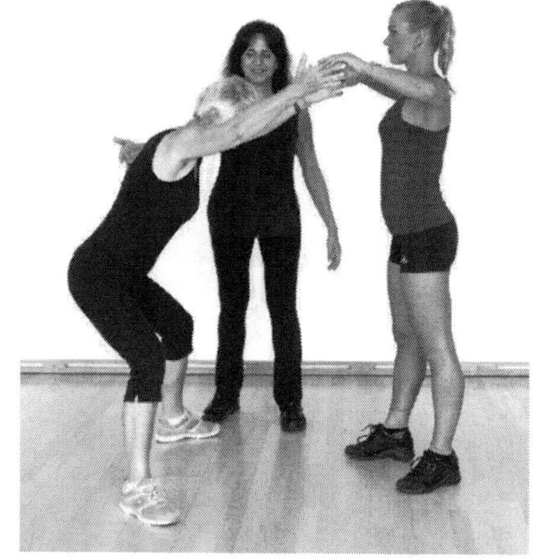

gen nach hinten drücken, die Spannung halten und die Schulterblätter zusammenpressen. Nach ca. 10 Sekunden lösen. Dann wechseln die Partner.

Fehlerquelle: Der Rücken des Trainierenden bleibt ganz gerade. Oft schleicht sich der Fehler ein, dass ein Rundrücken gemacht wird.

Übungen mit Gymnastikball

1. **Ausgangsposition:** Stehend. Leichte Kniebeuge mit geöffneten Beinen. Füße und Knie zeigen leicht nach außen.

   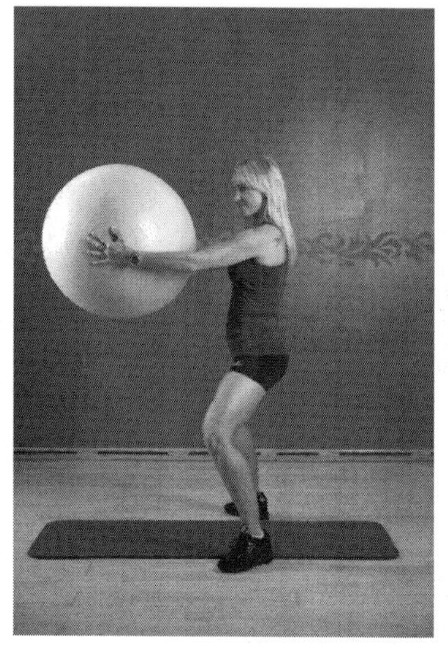

   Übungsausführung: Den Ball zwischen den Händen in Schulterhöhe nach vorne halten, die Arme sind gestreckt. Nun den Ball zusammendrücken und wieder lösen. Mehrmals wiederholen und in verschiedenen Tempi arbeiten.

   Fehlerquelle: Der Körper bleibt aufrecht. Oft schleicht sich der Fehler ein, dass das Becken nach vorne geschoben und der Oberkörper nach hinten geneigt wird. Die Schultern bleiben relativ entspannt. Oft schleicht sich der Fehler ein, dass die Schultern hochgezogen werden. Im Ellenbogengelenk bleibt ein leichter Spielraum. Oft schleicht sich der Fehler ein, dass die Ellenbogen überstreckt werden.

2. **Ausgangsposition:** Stehend. Leichte Kniebeuge mit geöffneten Beinen. Füße und Knie zeigen leicht nach außen.

Übungsausführung: Den Ball zwischen den Händen nach oben halten, die Arme sind gestreckt. Nun den Ball zusammendrücken und wieder lösen. Mehrmals wiederholen und in verschiedenen Tempi arbeiten.

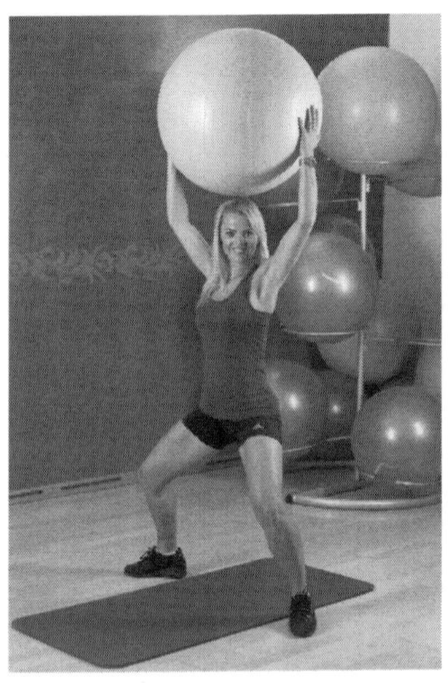

Fehlerquelle: Der Körper bleibt aufrecht. Oft schleicht sich der Fehler ein, dass das Becken nach vorne geschoben und der Oberkörper nach hinten geneigt wird. Die Schultern bleiben relativ entspannt. Oft schleicht sich der Fehler ein, dass die Schultern hochgezogen werden. Im Ellenbogengelenk bleibt ein leichter Spielraum. Oft schleicht sich der Fehler ein, dass die Ellenbogen überstreckt werden.

3. **Ausgangsposition:** Stehend. Leichte Kniebeuge mit geöffneten Beinen. Füße und Knie zeigen leicht nach außen.

   Übungsausführung: Den Ball zwischen den Händen nach vorne unten halten, die Arme sind gestreckt. Nun den Ball zusammendrücken und wieder lösen. Mehrmals wiederholen und in verschiedenen Tempi arbeiten.

Fehlerquelle: Der Körper bleibt aufrecht. Oft schleicht sich der Fehler ein, dass das Becken nach vorne geschoben und der Oberkörper nach hinten geneigt wird. Die Schultern bleiben relativ entspannt. Oft schleicht sich der Fehler ein, dass die Schultern hochgezogen werden. Im Ellenbogengelenk bleibt ein leichter Spielraum. Oft schleicht sich der Fehler ein, dass die Ellenbogen überstreckt werden.

Übungen mit Handtuch

1. **Ausgangsposition:** Sitzend. Sitzen Sie so, wie es für Sie angenehm ist. Wichtig dabei ist nur, dass Sie aufrecht sitzen können (aufrichten im Beckenbereich, so dass Sie auf den Sitzbeinhöckern sitzen). Das Handtuch ist längs zusammengerollt (lange Seite).

   Übungsausführung: Legen Sie das Handtuch hinten in die Kuhle zwischen Hinterhaupt und Hals. Fassen Sie etwas höher als Schulterhöhe die Enden des Handtuches mit den Händen. Drücken Sie jetzt mit Kopf und Hals leicht gegen das Handtuch. Halten Sie diesen Druck und ziehen Sie ein Ende des Handtuches mit einer Hand leicht schräg nach vorne oben. Halten Sie diese Position einige Sekunden. Dann wiederholen Sie den Zug auf der anderen Seite.

   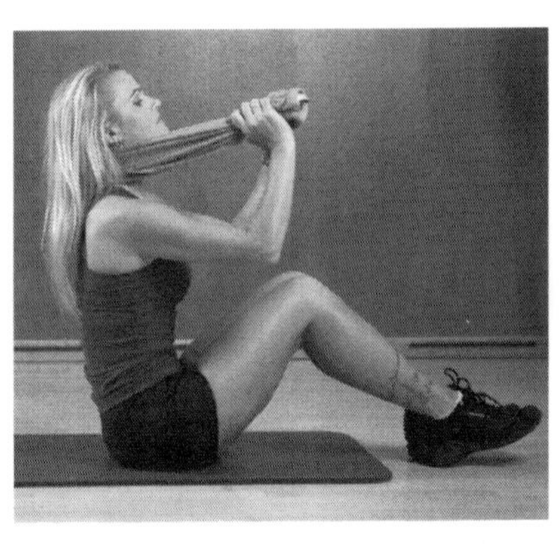

   Variation: Wechseln Sie den Zug auf die andere Seite alle 2-3 Sekunden in einer fließenden Bewegung.

   Variation: Führen Sie bei leichtem Druck eine schnelle „Schüttelbewegung“ durch, als ob Sie sich mit dem Handtuch abrubbeln wollten.

Fehlerquelle: Die Schultern bleiben während der Übung tief und der Rücken bleibt gerade. Oft schleicht sich der Fehler ein, dass die Schultern hochgezogen werden oder ein Rundrücken gemacht wird.

2. **Ausgangsposition:** Sitzend. Sitzen Sie so, wie es für Sie angenehm ist. Wichtig dabei ist nur, dass Sie aufrecht sitzen können (aufrichten im Beckenbereich, so dass Sie auf den Sitzbeinhöckern sitzen). Das Handtuch ist längs zusammengerollt (lange Seite).

   Übungsausführung: Legen Sie das Handtuch hinten auf die gesamte Länge des Halses. Fassen Sie etwas höher als Schulterhöhe die Enden des Handtuches mit den Händen. Drücken Sie jetzt mit dem Hals leicht gegen das Handtuch. Halten Sie diesen Druck und ziehen Sie ein Ende des Handtuches mit einer Hand leicht schräg nach vorne. Halten Sie diese Position einige Sekunden. Dann wiederholen Sie den Zug auf der anderen Seite.

   Variation: Wechseln Sie den Zug auf die andere Seite alle 2-3 Sekunden in einer fließenden Bewegung.

   Variation: Führen Sie bei leichtem Druck eine schnelle „Schüttelbewegung“ durch, als ob Sie sich mit dem Handtuch abrubbeln wollten.

   Fehlerquelle: Die Schultern bleiben während der Übung tief und der Rücken bleibt gerade. Oft schleicht sich der Fehler ein, dass die Schultern hochgezogen werden oder ein Rundrücken gemacht wird.

3. **Ausgangsposition:** Sitzend. Sitzen Sie so, wie es für Sie angenehm ist. Wichtig dabei ist nur, dass Sie aufrecht sitzen können (aufrichten im Beckenbereich, so dass Sie auf den Sitzbeinhöckern sitzen). Das Handtuch ist längs zusammengerollt (lange Seite).

   Übungsausführung: Legen Sie das Handtuch über die rechte Schulter. Fassen Sie mit der rechten Hand oben das vordere Ende und mit der linken Hand unten das hintere Ende des Handtuchs. Ziehen Sie jetzt die Handtuchenden ein wenig, so dass ein leichter Druck auf den Muskel entsteht (mit der rechten Hand nach rechts unten und mit der linken Hand nach links unten). Halten Sie diesen und ziehen das vordere Ende des Handtuches mit der rechten Hand leicht schräg nach rechts unten. Halten Sie diese Position einige Sekunden. Dann wiederholen Sie den Zug auf der anderen Seite.

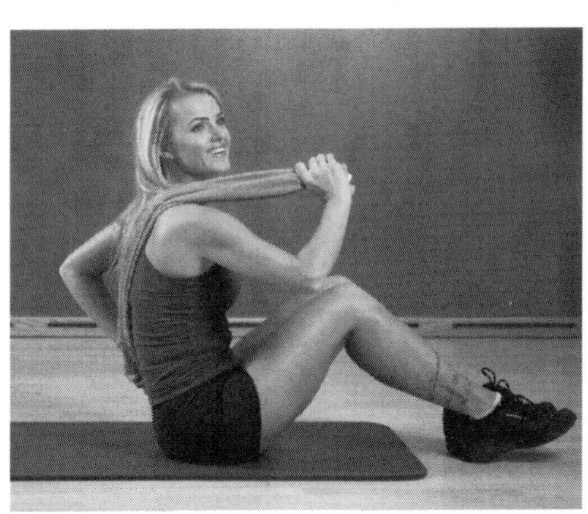

Variation: Wechseln Sie den Zug von vorne nach hinten alle 2-3 Sekunden in einer fließenden Bewegung.

Variation: Führen Sie bei leichtem Druck eine schnelle „Schüttelbewegung“ durch, als ob Sie sich mit dem Handtuch abrubbeln wollten.

Fehlerquelle: Die Schultern bleiben während der Übung tief und der Rücken bleibt gerade. Oft schleicht sich der Fehler ein, dass die Schultern hochgezogen werden oder ein Rundrücken gemacht wird.

Übung Körperreise

1. **Ausgangsposition:** Rückenlage. Legen Sie evtl. eine Unterstützung unter die Halswirbelsäule, die Lendenwirbelsäule und / oder die Knie. Schließen Sie die Augen.

   Übungsausführung: Atmen Sie tief ein und beobachten Sie, wie sich dabei der Brustkorb und die Bauchdecke heben und beim Ausatmen wieder senken. Versuchen Sie, beim Einatmen den Brustkorb auch zur Seite auszuweiten. Nach einiger Zeit kommen Sie mit Ihrer Aufmerksamkeit zu Ihren Beinen. Versuchen Sie wahrzunehmen, ob Sie eine Muskelspannung finden, die in dieser Körperposition nicht nötig ist. Sollten Sie eine Spannung finden, lösen Sie diese mit dem nächsten Ausatmen. Vielleicht benötigen Sie einige Atemzüge. Das ist völlig in Ordnung. Dann wandern Sie mit Ihrer Aufmerksamkeit nach oben zu Beckenboden, Bauch und Po. Auch hier suchen Sie nach Körperspannungen, die nicht nötig wären und lösen diese mit dem Ausatmen. Verfahren Sie so auch mit dem oberen Rumpfbereich, dem Nacken und dem Hals. Aber auch mit dem Gesicht. Vor allem um den Mund herum finden sich häufig angespannte Muskeln. Versuchen Sie so, alle Muskeln ganz locker zu lassen, und genießen Sie anschließend das Gefühl von Entspannung, Lockerung und Ruhe. Am Ende der Übung atmen Sie noch einmal tief ein und aus und öffnen dann die Augen. Kommen Sie bitte zunächst erst zum Sitzen und stehen ganz langsam auf. Manchen Menschen kann es leicht schwindlig werden, wenn Sie nach dieser Übung zu schnell aufstehen.

Rückenschule

Das sind Gesundheitskurse, die über die richtige Körperhaltung und rückenfreundliche Bewegungsabläufe informieren. Der Kursinhalt ist oft, je nach Anbieter, etwas anders.

Bisherige Erkenntnisse lassen mittlerweile darauf schließen, dass die Rückenschule vor allem dabei helfen kann, Rückenschmerzen vorzubeugen. Bei akuten Beschwerden ist sie dagegen nicht ganz so wirksam wie man lange gedacht hat. Bei unspezifischen Rückenschmerzen, die länger als sechs Wochen dauern, kann sie sich jedoch günstig auswirken.

Der Umgang mit dem Rückenschmerz hat sich geändert. Der Schwerpunkt liegt nun darauf, was den Rücken gesund hält und nicht mehr darauf, was ihn krank macht. Früher wurden oft negative Informationen gegeben, wie *„Krummes Heben führt zum Bandscheibenvorfall"*, *„Falsches Sitzen ist schädlich für die Bandscheiben"* oder: *„Die Wirbelsäule ist anfällig und sollte geschont werden"*. Dies fördert aber eher negative Gedanken und Gefühle und führt damit zu Vermeidungsverhalten und Hilflosigkeit. Heute legt man den Schwerpunkt auf die positiven Dinge wie *„Die meisten Rückenschmerzen sind harmlos!"*, *„Bewegung ist gut!"*, *„Es gibt nicht die einzig richtige Haltung!"* oder *„Rückenschmerzen lassen sich beeinflussen!"*. All diese Aussagen sollen vermeiden, dass Ängste entstehen. Angst vor dem Schmerz, Angst vor falschen Bewegungen, falschem Sitzen, falschen Haltungen oder die Angst vor Hilflosigkeit. Allein die Ängste können nämlich bereits wieder Rückenschmerzen auslösen oder diese gar verstärken. Ängste sind der Gesundheit abträglich.

Es geht aber darum, die Gesundheit zu fördern und einer Chronifizierung der Beschwerden vorzubeugen.

Rückenfreundlicher Alltag

Es ist nicht schlimm, wenn Sie nicht immer alles rückengerecht machen. Unser Rücken hält auch negative Belastungen aus, und eine dosierte Negativbelastung „trainiert" den Rücken, damit umzugehen. Aber wenn Sie länger arbeiten, schwere Lasten heben oder auch, wenn Sie bereits Schmerzen haben, können Sie die folgenden Tipps berücksichtigen.

Die wichtigste Grundregel für einen rückenfreundlichen Alltag lautet: Bewegung. Rückenfreundliche Sportarten stärken Ihr Kreuz. Darüber hinaus sollten Sie sich aber auch im Alltag so oft wie möglich bewegen.

Im folgenden gebe ich Ihnen einige grundlegende Anregungen für den Alltag. Beachten Sie aber immer, dass diese Anregungen kein Dogma bedeuten. Es geht immer darum, dass Sie merken, wie Sie sich am wohlsten fühlen. Finden Sie heraus, was für Sie am besten ist.

- Tragen und heben Sie nicht mit gebeugtem, sondern mit

geradem Rücken. Vor allem dann, wenn Sie schwere Lasten tragen.

- Gehen Sie beim Herunter- und Vorbeugen in die Knie und versuchen Sie dabei, den Rücken möglichst gerade zu halten. Evtl. können Sie sogar ein Knie auf dem Boden abstellen, also über einen Ausfallschritt nach unten kommen.

- Bei einseitigen Belastungen ist es schwer, die optimale Haltung zu gewährleisten und wenn möglich, sollten Sie sie vermeiden. Ein Gewicht ist zudem am besten zu tragen, wenn man es nah am Körper hält.

- Das Tragen von Lasten auf dem Rücken (oder Kopf), z. B. einen Rucksack, ist gesünder und auch viel angenehmer, als das Tragen vor dem Körper.

- Versuchen Sie, wenn möglich, Lasten gleichzeitig auf beide Seiten zu verteilen. Z. B. die Einkäufe gleichmäßig in 2 Taschen zu verteilen und auf jeder Seite eine Tasche zu tragen.

- Da Veränderung und Bewegung zum Leben gehören, bleiben Sie, wenn möglich, nicht länger als 30 Minuten in derselben Position. Abwechslung in der Bewegung tut gut, und Bewegung trägt zur Entspannung der Muskeln bei.

- Wenn Sie viel sitzen, entspannen Sie Ihren Rücken durch regelmäßiges Zurücklehnen. Auch ein kurzes Strecken hilft.

- Lehnen Sie beim Lesen den Kopf entspannt an.

- Wenn Sie vom Sitzen aufstehen, können Sie Ihren Oberkörper mit Hilfe der Hände auf den Oberschenkeln abstützen.
- Benutzen Sie einen Stuhl mit gerader oder leicht nach vorn geneigter Sitzfläche. Die Rückenlehne können Sie leicht nach hinten neigen.
- Legen Sie beim Schreiben beide Arme auf dem Schreibtisch auf und entlasten Sie so die Nackenmuskulatur.
- Eine gute „normale" Matratze ist ausreichend. Sie müssen also nicht unbedingt eine neue anschaffen. Auch hier gilt: Finden Sie heraus, welche für Sie passend ist. Vielleicht fühlen Sie sich auf einer Federkernmatratze wohler als auf einer sogenannten orthopädischen Gesundheitsmatratze.
- Versuchen Sie eventuell vorhandenes Übergewicht los zu werden. Jedes Pfund zu viel belastet Ihren Rücken.
- Achten Sie auf Entspannungspausen. Erlernen Sie eine für Sie passende Entspannungsmethode.

Fegen, Staubsaugen, Schneeschippen, Schaufeln

Arbeiten Sie, wenn möglich, mit einem aufrechten Oberkörper, zumindest mit einem geraden Rücken. Damit meine ich einen stabilisierten Rumpf und eine entsprechende Schulterspannung, bzw. halten Sie Ihre Schulterblätter unten. Verwenden Sie Haushaltsgeräte, bei denen Sie aufgrund eines langen Stiels bequem mit aufrechtem Oberkörper stehen können.

Geschirrspülen, Zähneputzen, Waschen

Bei einer zu niedrigen Spüle ist es am günstigsten, wenn Sie die Knie beugen, sich mit ihnen an den Unterschränken stützen und sich evtl. auf der Arbeitsplatte mit einer Hand abstützen. Auch hier mit geradem Rücken arbeiten. Stellen Sie die Beine etwas breiter auseinander, und achten Sie beim Beugen auf die korrekte Beinachsenstellung (Fußspitze und Knie zeigen in dieselbe Richtung).

Wäscheaufhängen

Stellen Sie den Wäschekorb auf einen Hocker möglichst nah an die Wäscheleine, dann können Sie die Wäschestücke bequem greifen, ohne sich ständig bücken zu müssen. Die Wäscheleine bringen Sie so hoch an, dass Sie mit Ihren Armen bequem nach oben greifen können, ohne dazu die Schultern heben zu müssen.

Wäsche bügeln

Stellen Sie Ihr Bügelbrett auf eine für Sie angenehme Höhe ein (Faustregel: 10 - 15 cm unter Ellenbogenhöhe). Den Wäschekorb stellen Sie wieder auf einen Hocker. Wechseln Sie zwischendurch das Standbein oder die Position, z. B. Sitzen, Stehen. Sie können auch zwischendurch einen Fuß auf einen Schemel oder eine Fußstütze stellen (10 - 15cm hoch), dann ist die Beckenstellung stabiler.

Überkopfarbeiten

Nehmen Sie eine Leiter oder eine Trittstufe zur Hilfe. So können Sie evtl. die richtige Arbeitshöhe erreichen.

Heben einer Kiste ohne Griffe

Fassen Sie zwei horizontal liegende Kanten. Das geht am besten, wenn Sie die Kiste zuerst auf eine Kante gestellt oder sie gekippt haben. Heben Sie die Kiste nun zunächst an, um sie auf den noch angewinkelten Oberschenkeln abzustellen. Dann können Sie sie von unten mit den Armen umfassen, die Beine strecken und die Kiste körpernah herumtragen.

Einhändiges Heben

Wenn möglich, sollten Sie eine Last vor dem Körper mit beiden Händen anheben. Wenn das aber nicht möglich ist, versuchen Sie, den Oberkörper stabil zu halten und nicht zur Seite zu neigen, d. h. das Beugen übernehmen die Beine. Evtl. wieder im Ausfallschritt tief beugen und dann mit der Last wieder strecken.

Bückhaltungen und Heben von leichten Gegenständen

Sie können viele Bewegungen auch im Einbeinstand durchführen, bei dem Sie sich auch auf dem Standbein abstützen können. Dabei kippt dann der gesamte Körper gerade und stabil in die Waagerechte, der Oberkörper kommt so dem Boden näher und Sie können den Gegenstand aufheben.

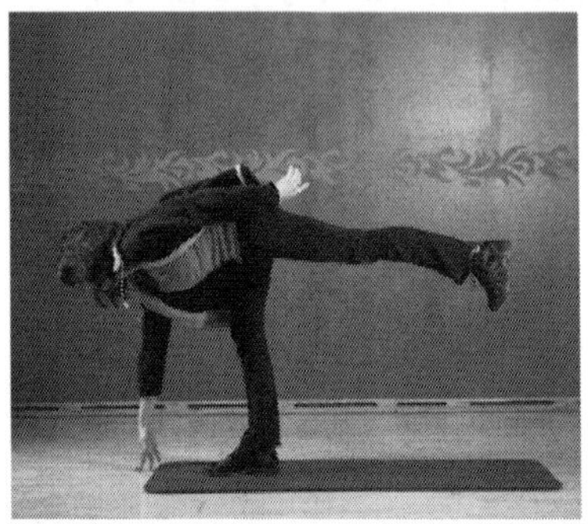

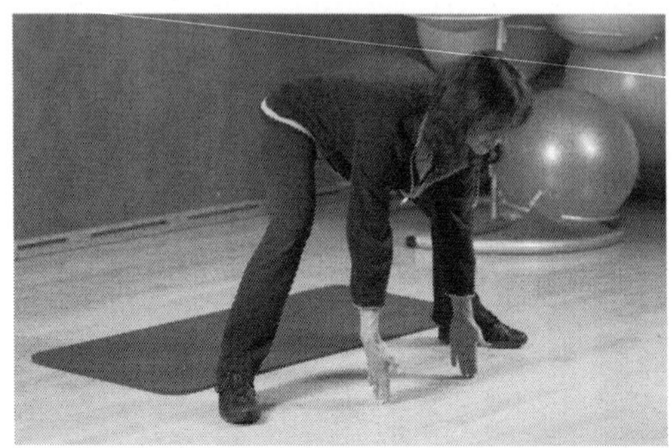

Immer wenn Gewichte gehoben werden müssen, ist es günstiger, mit den relativ starken Beinmuskeln zu arbeiten anstatt mit der Rückenmuskulatur.

Aufstehen aus dem Bett

Stützen Sie Ihren Oberkörper aus der Seitenlage mit geradem Rücken in die Höhe und senken Sie gleichzeitig Ihre Beine zum Boden. So kommen Sie kontrolliert in eine Sitzposition.

Rückenfreundliches Radfahren

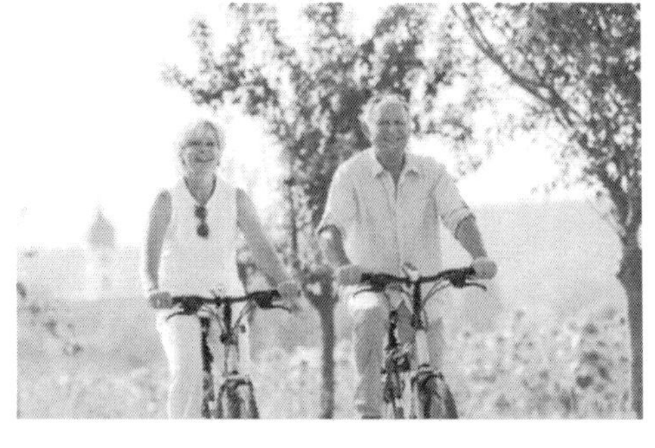

Radfahren ist sehr gut für den Rücken. Allerdings sollten Sie einiges dabei beachten. Zum einen sollten Sie gerade sitzen. Wichtig dabei ist der richtige Lenker. Nehmen Sie einen "Gesundheitslenker", so wie man ihn vom Hollandrad kennt. Greifen Sie annähernd schulterbreit und halten Sie die Handgelenke gerade. Stellen Sie zunächst Ihren Sattel so hoch ein, dass Ihr Bein beim Durchtreten fast gestreckt ist. Dann können Sie den Lenker entsprechend Ihrer Körpergröße so einrichten, dass Sie aufrecht sitzen. Bei einer solchen Einstellung belasten kleine Stöße die Wirbelsäule am wenigsten.

Rückenfreundlicher Arbeitsalltag

Wenn Sie viel an Schreibtisch und Computer sitzen, sollten Sie darauf achten, dass Ihr Arbeitsplatz ergonomisch gestaltet ist. Die Sitzfläche sollte so hoch sein, dass Ihre Oberschenkel und Ihre Unterschenkel einen 90- bis 100-Grad-Winkel bilden. Die Fußsohlen sollten ganz auf dem Boden stehen, das Becken leicht nach vorne gekippt sein. Stellen Sie die Sitztiefe am besten so ein, dass Ihre Oberschenkel fast ganz aufliegen können. Armlehnen entlasten die Wirbelsäule, weil die Muskulatur das Gewicht der Arme nicht mehr tragen muss. Stühle, auf denen man häufig sitzt, sollten in Höhe der Lendenwirbelsäule eine nach vorn gewölbte Stütze haben, die sich individuell verstellen lässt. Für ständiges Sitzen ist unser Körper, und damit auch unser Rücken, allerdings nicht gemacht. Im Büro lässt es sich aber meist nicht vermeiden, im Sitzen zu arbeiten. Dann

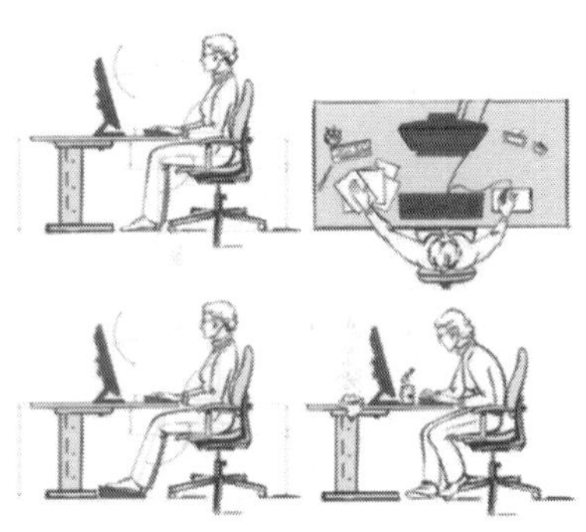

können folgende Tipps hilfreich sein.

Sitzhaltung ändern

Ändern Sie einfach öfters Ihre Sitzhaltung: Nach vorne beugen, aufrecht sitzen, nach hinten lehnen. Die Bandscheiben und Ihre Muskeln freuen sich! Auch ein Wechsel zwischen Schreibtisch und Stehpult ist ratsam.

Bewegungspausen schaffen

Manche Informationen können Sie vielleicht, wie früher, zu Fuß überbringen, anstatt ein Telefonat zu führen oder eine e-mail zu schicken. Wenn die Kollegen nur ein paar Büros entfernt arbeiten, geht dadurch auch nicht viel Arbeitszeit verloren. Schwingen Sie dabei auch ruhig die Arme ein wenig locker durch, heben Sie die Schultern etwas an und lassen sie dann fallen oder dehnen Sie Ihre Schultermuskulatur einfach ´mal kurz durch.

Telefonieren ohne Verspannungen

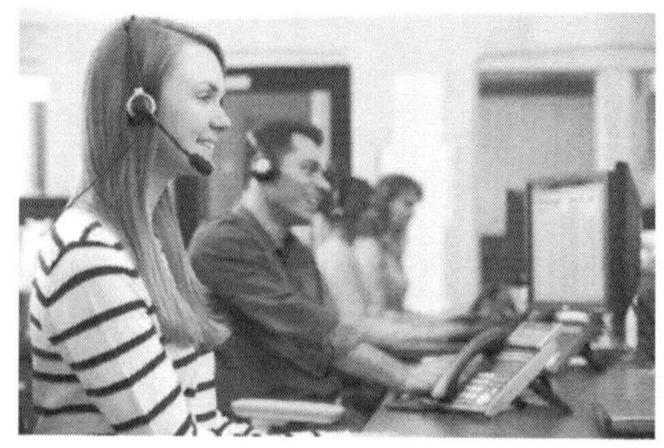

Klemmen auch Sie sich oft den Hörer zwischen Ohr und Schulter und tippen parallel auf der Tastatur herum? Damit sind die Muskeln im Hals- und Schulterbereich nicht zufrieden und verspannen sich. Darüber hinaus wird die Halswirbelsäule belastet.

Besser ist es, beim Telefonieren immer wieder aufzustehen oder umherzugehen. Das wirkt sich nicht nur positiv auf Ihren Bewegungsapparat aus, sondern Ihre Lunge atmet freier, Ihre Stimme wird kräftiger - und Sie sammeln Pluspunkte bei Ihrem Telefonpartner, dem Sie das Gefühl geben, nicht nebenher abgefertigt zu werden. Wenn Sie beruflich viel telefonieren müssen oder tatsächlich zeitgleich etwas am Computer eingeben müssen, benutzen Sie ein Headset.

Platzierung des Computerbildschirms, der Tastatur usw.

Der Bildschirm sollte optimalerweise direkt vor Ihnen (damit sie den Kopf nicht zur Seite drehen müssen) und in Augenhöhe (damit sie den Kopf nicht in den Nacken ziehen müssen) stehen. Zwischen der Tastatur und der Tischkante sollte genügend Platz sein, um die Handballen abzulegen. Sonst müssen die Hände bzw. Arme immer gehalten werden und meist ziehen sich die Nackenmuskeln dabei irgendwann zusammen. Vor Ihnen auf dem Tisch sollte neben dem Bildschirm und der Tastatur auch Platz für Ihre Unterlagen sein. Werden diese nämlich seitlich daneben gelegt, müssen Sie den Kopf wieder seitlich gedreht halten.

Überkopfarbeiten

Vor allem im Baugewerbe kommen solche Arten des Arbeitens vor. Hierbei entsteht eine starke Überstreckung des Halses nach hinten. Oft müssen die Arme gestreckt vorne oben gehalten werden. Das sorgt dafür, dass die Nackenmuskulatur verspannt.

Auch Lasten werden oft einseitig auf einer Schulter getragen und das führt zu einer starken seitlichen Neigung des Halses und einer extremen Druckbelastung im Schulterbereich. Hilfreich sind höhenverstellbare Arbeitsbühnen oder auch einfache Leitern, die das Überkopfarbeiten erleichtern. Belasten Sie die Schultern abwechselnd oder tragen Sie schwere Lasten gemeinsam mit einem Arbeitskollegen oder einer Arbeitskollegin. Auch Rollwägen oder Sackkarren sind gute Hilfsmittel beim Bewegen von schweren Lasten.

Frisöre/Frisörinnen

Als Frisörin oder Frisör müssen Sie lange stehen. Oft werden die Arme über die Schulterhöhe hinaus nach oben und vorn gestreckt. Dadurch wird die Schulter-Nackenregion stark beansprucht. Vielleicht können Sie einen höhenverstellbaren Rollhocker verwenden, der in der Höhe jeweils auf die Kundschaft einstellbar ist, so dass Sie nicht nur sitzen können, sondern auch die Arme nicht mehr so extrem hoch anheben müssen.

Damit sind alle Maßnahmen gemeint, die einen Krankheitsausbruch verhindern oder einen wiederholten Krankheitsausbruch unwahrscheinlich machen. Man unterteilt in 3 Kategorien:

Primäre Prävention	**Sekundäre Prävention**	**Tertiäre Prävention**
Alle Maßnahmen, die der gesunde Mensch ergreift, um gesund zu bleiben.	Alle Maßnahmen, um Krankheiten früh zu erkennen und Schäden aufzufangen. D. h. der Mensch ist zwar noch nicht krank, gehört aber z. B. zu einer Risikogruppe oder fühlt sich nicht mehr wohl.	Alle Maßnahmen in der Zeit nach einer überwundenen Krankheit. Die Folgen der Krankheit sollen abgefangen und ein Neuausbruch verhindert werden.
Sport, gesunde Ernährung, Lebensbewusstsein bilden	Vorsorgeuntersuchungen, Selbstbeobachtungen	Kuren, Umgestaltung der Lebensbedingungen, Umschulung

Rückenschmerzen verlaufen meist episodisch. In der Praxis sind deshalb die Grenzen zwischen Primär- und Sekundärprävention, bzw. Sekundär- und Tertiärprävention, oft schwer zu ziehen. Alle Maßnahmen haben zum Ziel, eine Chronifizierung der Schmerzen zu verhindern. Im Fall von Rückenschmerzen geht es darum, Risikofaktoren wie Bewegungsmangel, Stress und Überbelastung zu reduzieren.

Bei Studien fand man heraus, dass körperliche Übungs- und Trainingsprogramme am ehesten konsistent (beständig) positive Effekte erzielten. Die Wirksamkeit der Übungsprogramme hängt vermutlich nicht so sehr von der Art oder Intensität des Übungsprogramms ab, als vielmehr von der regelmäßigen und ununterbrochenen Weiterführung der Übungen. Die größten Erfolge sind bei Beschwerden von Menschen in Hochrisikogruppen (Personen mit vorangegangenen Episoden von Rückenschmerzen) zu erwarten.

Eine reine Wissensvermittlung ist wirkungslos. Wahrscheinlich überrascht es Sie nicht, dass reines Wissen, ohne eine Umsetzung in die Praxis, nichts bringen kann. Nicht nur die Bewegung, auch Verhaltensänderungen und psychologische Unterstützung haben positive Auswirkungen.

Die derzeit verfügbaren wissenschaftlichen Daten zeigen: „Prävention von rezidivierenden (wiederkehrenden) Rückenschmerzen ohne Sport und Bewegung funktioniert nicht!“

Belastbarkeit der Wirbelkörper

Die Belastbarkeit hängt von ihrem Gehalt an Mineralstoffen ab. Wenn wir älter werden, kommt es zu einer Verminderung des Mineralgehaltes der Wirbelkörper. So nimmt auch die Druckbelastung nicht nur des einzelnen Wirbels, sondern der gesamten Wirbelsäule ab. Durch körperliche Belastung (z. B. Rückengymnastik) nimmt die Belastbarkeit der Wirbelsäule aufgrund einer belastungsinduzierten Mineraleinlagerung der Wirbelkörper zu.

Bandscheiben

Sie müssen sich durch Sog aus der Umgebung ernähren, da sie nicht mit Blutgefäßen versorgt werden. Diesen Sog entwickeln sie hauptsächlich bei Nacht in der Entlastung. Über den Tag wird durch Druck Flüssigkeit aus ihnen herausgepresst. So sind wir am Abend auch ca. 2 Zentimeter kleiner als am Morgen. Schon vor dem 20ten Lebensjahr baut die Bandscheibe ab, sie verliert an Flüssigkeit und so auch an Elastizität. So kann sie ihrer Aufgabe des Ausgleichs von Druckbelastungen nicht mehr so nachkommen wie in der Jugend. Ausreichend Trinken, genügend Schlaf, aber auch Bewegung, sorgen für einen guten Stoffwechsel der Bandscheibe. Bewegung deshalb, weil außer im Schlaf der Stoffwechsel der Bandscheiben auch über Bewegung (Be- und Entlastung) funktioniert. Die rhythmische Belastung der Wirbelsäule, z.B. beim Gehen, fördert den Stoffwechsel der Bandscheibe. Störend wirkt dagegen eine ständige einseitige Druckbelastung wie bei langem unbeweglichen Sitzen, aber auch dauernde Unterbelastung, wie z. B. durch lange Bettruhe.

Entlastung des passiven Bewegungsapparates

Die Entlastung der Wirbel und Bandscheiben erfolgt über das myofasziale System. Ein gut bewegliches, geschmeidiges und kräftiges Muskelkorsett (in Verbindung mit den Faszien) stützt und sichert unsere Haltung im täglichen Leben.

Sitzen ist Schwerstarbeit für die Wirbelsäule

Beim Sitzen verschiebt sich der Schwerpunkt von der Wirbelsäule nach vorne. Dadurch müssen die Rückenmuskeln nun verstärkt Haltearbeit leisten. Die Beckenstellung verändert sich – das Becken dreht zurück. Dadurch wird die Wirbelsäule zwangsläufig rund. Darüber hinaus verkümmern Muskeln, die nicht mehr gebraucht werden. Deshalb ist ein Wechsel der Körperstellung wichtig. Also öfter aufstehen und sich bewegen. Das kann diese Dauerbelastung reduzieren.

Kleidung

Hochhackige Schuhe sind zwar sexy, beim dauerhaften Tragen aber sehr ungesund für die Wirbelsäule. Sie verändern die gesamte Statik. Wird die Ferse angehoben, würden wir nach vorne fallen, wenn nicht eine Ausgleichsbewegung im Hüftgelenk und der Wirbelsäule erfolgen würde. Wir kommen über die Beckenkippe ins Hohlkreuz (der Po wird nach hinten geschoben, die Brust nach vorne. Unter anderem deshalb wirken Frauen in high heels so sexy). Aber auch zu enge, zu harte und zu große Schuhe verhindern einen natürlichen Ablauf des Gehens, und jeder Schritt äußert sich in einer Mitbewegung der Wirbelsäule. Auch sehr enge Hosen oder Röcke führen dazu, dass kein normaler Schritt gemacht werden kann (außer bei sehr elastischen Materialien) und eine Drehbewegung aus dem Becken heraus erfolgen muss. Ein normales Hinsetzen ist schon gar nicht mehr möglich. Das Becken kann beim Sitzen nicht mehr nach vorne gekippt werden, so dass die Wirbelsäule beim Sitzen gar nicht aufgerichtet werden kann. (Wir haben manche Hosen früher deshalb „Stehhosen“ genannt.)

Ernährung

Was hat die Ernährung mit Rückenschmerzen zu tun? - Sehr viel. Ich gehe davon aus, dass sie nicht der alleinige Auslöser dafür ist, aber sie begünstigt oder lindert sie.

Ganz gleich, wer der Vater einer Krankheit ist, die Mutter ist immer die Ernährung.

Chin. Sprichwort

Grundlagen der Ernährung

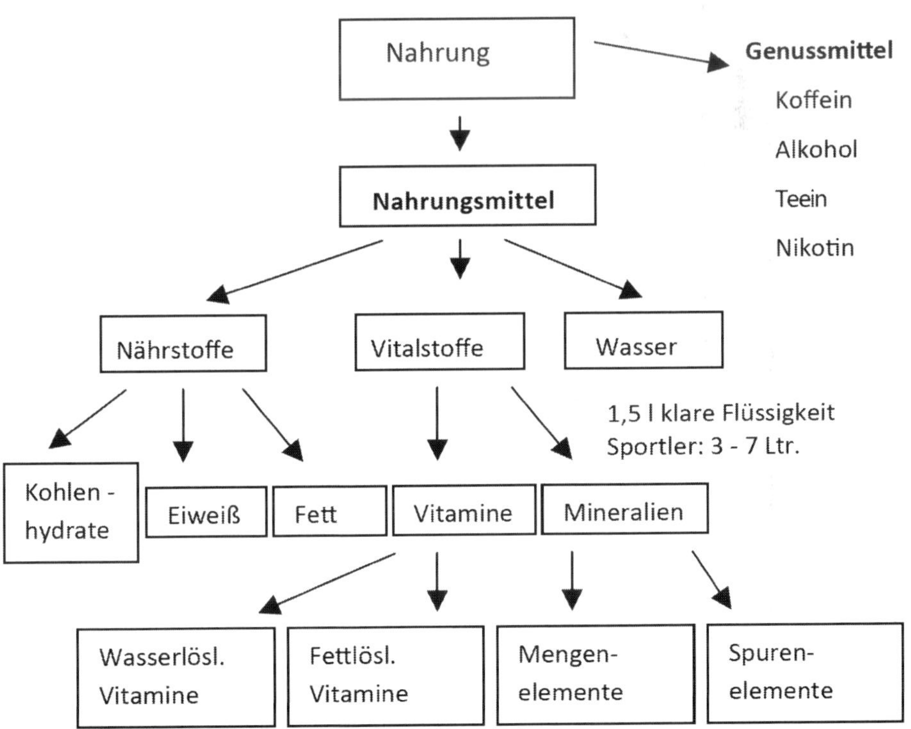

Nährstoffe

Unter den Nährstoffen versteht man Kohlenhydrate, Eiweiß und Fett. Alle drei Arten braucht der Körper, und sie sollten in einem bestimmten Mengenverhältnis zu sich genommen werden. Es gibt verschiedene Theorien, Ansichten und Diäten, die von den folgenden Angaben abweichen können. Die momentan aber noch immer als allgemeingültig anerkannte Verteilung der Nährstoffe sieht wie folgt aus:

Die W.H.O legt den Bedarf an Vitaminen und Mineralien fest und geht dabei von einer Durchschnittsperson, z. B. weiblich, 165 cm groß, Bürotätigkeit, 65 kg, inaktiv aus.

Ein Sporttreibender hat einen wesentlich erhöhten Bedarf. Bei fettlöslichen Vitaminen (A, E, D, K) ca. 3 x, bei wasserlöslichen ca. 5 x so hoch. Dieser ist unter Optimalbedingungen mit Vollwerternährung zu decken. Aber nur mit Bioprodukten und mit viel Zeit. Wer kann das schon?

Hier sind Zusatzprodukte sinnvoll - Sportlernahrung.

Auch der Anteil von Eiweiß und Kohlenhydraten kann sich aufgrund der jeweiligen Sportart prozentual verschieben.

Kohlenhydrate 4 kcal/g :

Komplexe Kohlenhydrate sind den einfachen (vor allem raffinierten Zuckerarten) überlegen, weil sie besser nähren. Sie haben einen hohen Anteil an Vitaminen und Mineralien im Vergleich zum Energiegehalt. Sie enthalten mehr B-Vitamine, die für den Stoffwechsel notwendig sind, mehr Faserstoffe und Eisen, die zu einer ausgewogenen Nahrung beitragen. Gerichte, die reich an Kohlenhydraten sind, sorgen dafür, dass die Entleerung der Muskelglykogen-Speicher vermindert wird. Ebenso wird die Dauer des Erschöpfungszustandes nach intensivem Training herabgesetzt. Vollkorngerichte (Teigwaren, Brot und Getreide) sind reich an Kohlenhydraten, aber ebenso sind frische, süße und sonnengetrocknete Früchte und Kartoffeln eine gesunde Energiequelle. Die letztgenannten Nahrungsmittel sind vorzuziehen, da sie helfen, das Säure-Basen Verhältnis des Blutes wieder herzustellen.

Eiweiß 4 kcal/g :

Eiweiß ist unser wertvollster Nahrungsbestandteil - der Baustein, aus dem Leben, Laune und Leistung bestehen. Über die Nahrung müssen wir dem Körper täglich Eiweißnachschub liefern, damit er Hormone bilden kann, das Immunsystem instandhält, Muskeln bildet und Zellen repariert.

Ist der Bluteiweißspiegel tief, führt das zu instabilen Knochen, schwachen Muskeln, schlechtem Immunsystem, zu wenig rotem, sauerstofftransportierendem Blut und labiler Psyche.

Seit Jahren wird gepredigt: Alle essen zuviel Eiweiß. Doch das stimmt meiner Meinung nach so nicht!

Es kommt darauf an, welches Eiweiß man isst.

Unumstritten ist, dass viele zuviel eiweißreiches Fleisch essen. Jedoch kaum einer nimmt zuviel an Reis, Mais, Hirse, Weizen und Hülsenfrüchten zu sich. Eiweiß ist die Voraussetzung für Kreativität und Höchstleistungen. Man ist wacher, kann sich besser konzentrieren und fühlt sich glücklicher und wohler.

Fett 9 kcal/g

Seit Jahren herrscht die einhellige Meinung, dass Fette gesundheitsschädlich sind und man möglichst wenig von ihnen zu sich nehmen sollte. Hierbei sollte jedoch zwischen den einzelnen Fettsäure-Typen unterschieden werden, da Fette ein wesentlicher Bestandteil unserer Nahrung sind. Wir brauchen Fette für Hormone, Stoffwechselvorgänge, und sie spielen bei Entzündungs-, Blutgerinnungs- und immunologischen Prozessen eine wichtige Rolle. Auch für die Aufnahme fettlöslicher Vitamine ist das Nahrungsfett unerlässlich. Zahlreiche körpereigene Substanzen werden aus einzelnen Bestandteilen der Fette aufgebaut.

Es gibt drei unterschiedliche Fettsäure-Typen:

- Gesättigte Fettsäuren, wie z. B. in Wurst, Fleisch oder Butter
- Einfach ungesättigte Fettsäuren, wie z. B. in Oliven- oder Rapsöl
- Mehrfach ungesättigte Fettsäuren, in z. B. Walnuss- und Distelöl, Kaltwasserfischen wie Makrele oder Lachs

Bei den hierzulande üblichen Essgewohnheiten werden oft zu viele gesättigte und zu wenig ungesättigte Fette konsumiert. **Die richtige Fettsäure-Balance eines Tages sieht nach neueren Studien wie folgt aus:**

Maximal ein Drittel aller aufgenommenen Fette sollten gesättigte Fettsäuren sein. Höchstens ein Drittel sollte aus mehrfach ungesättigten Fettsäuren stammen und mindestens ein Drittel der verzehrten Fette aus einfach ungesättigten Fettsäuren. Einfach oder mehrfach ungesättigte Fettsäuren sind z. B. auch die bekannten Omega 3 und 6 Fettsäuren.

Die Komposition ist dabei entscheidend.

Einige pflanzliche Lebensmittel, wie z. B. Haselnüsse, enthalten große Mengen der wertvollen einfach und mehrfach ungesättigten Fettsäuren in der richtigen Komposition. Haselnüsse bestehen zu nahezu 50 % aus cholesterinsenkender Ölsäure und enthalten über 6 % der lebensnotwenigen Linolsäure, die Gehirn und Nerven mit wichtigen Aufbau- und Funktionsstoffen versorgt. In Olivenöl ist Ölsäure enthalten, die blutdrucksenkend und herzschützend wirkt.

In einer Untersuchung wurde sogar festgestellt, dass Probanden, die pflanzliches Fett zu sich genommen hatten, weniger wogen bzw. mehr abgenommen hatten als diejenigen, die Fett komplett gemieden hatten.

Vitamine und Mineralien für den Bewegungsapparat

Vitamine und Mineralien sind wichtig für den Stoffwechsel und daher unerlässlich für die körperliche Betätigung. Der beste Rat, den man geben kann, ist daher, eine reiche Auswahl an Vollwertnahrungsmitteln zu sich zu nehmen, um die vielen notwendigen Vitamine und Mineralien zu bekommen. Lacto-Ovo- und Lacto-Vegetarier haben keine Probleme, die Versorgung der notwendigen Menge an Vitaminen und Mineralien sicher zu stellen. Veganer könnten evtl. nur eine begrenzte Aufnahme von Vitamin B12 haben, das in Pflanzennahrung kaum vorkommt. Das kann allerdings gut substituiert werden mit Algenpräparaten oder auch als Einzelmittel. **Tipp:** Durch die Symbiose des Sanddorns mit dem Mikroorganismus Aktinomyces entsteht in den Samenschalen des Sanddorns eine Vitamin B 12-Konzentration, wie sie vorher nur von der Leber bekannt war!! Da dieses lebensnotwendige Vitamin sonst überwiegend nur in Fleisch vorkommt, wird diese Frucht interessant für Veganer. Auch in vergorenen Lebensmitteln wie Sauerkraut o. ä. findet sich Vitamin B12.

Symbiotischer Sanddorn enthält in seinen Samenschalen natürlich nicht nur Vitamin B 12, sondern alle Vitamine der B-Reihe: B 1, B 2, Niacin, B 6, Pantothensäure, Biotin und Folsäure.

Besonders gut für Knorpel und Knochen ist es, wenn die Nahrung reich an Vitamin C, Vitamin D, Vitamin K und Calcium ist. Denn Vitamin C trägt zur Kollagenbildung für eine normale Funktion von Knorpel und Knochen bei. Und Calcium wird zum Erhalt des normalen Knochens benötigt. Auch die Vitamine D und K sowie Zink und Mangan tragen dazu bei. Vitamin E wirkt positiv auf die Knorpelregeneration. Magnesium und Calcium sind für die Muskelarbeit wichtig.

Wasser

Gleich nach dem Sauerstoff ist Wasser das wichtigste Element für uns Menschen. Ohne Wasser könnten wir nur drei Tage ohne lebensbedrohliche Zustände überleben. Ohne Sauerstoff sind es nur einige Minuten, ohne Essen schon drei Wochen.

Je nach Körperfettgehalt beträgt der Wassergehalt des Körpers eines Erwachsenen zwischen 60 und 65 %. Das sind bei 70 kg Körpergewicht immerhin 40 bis 50 Liter. Beim Säugling liegt der Wassergehalt 10 % höher, beim alten Menschen ist er 10 % niedriger.

Unser Körper benötigt Wasser zur Aufrechterhaltung verschiedenster Funktionen. Für den Bewegungsapparat sind folgende Aufgaben besonders wichtig:

- Transportmittel: Blut und Lymphe tragen gelöste Nährstoffe, Regulatorstoffe und die Zellen des Immunsystems zu ihren Wirkungsorten. Stoffwechselendprodukte werden an Wasser gebunden und aus dem Körper entfernt.
- Baustein: Quellungswasser wird für die Elastizität der

Knorpel, Meniski und Bandscheiben benötigt und zur Einlagerung von bestimmten Stoffen (1 g Glykogen bindet 2,7 g, 1 g Eiweiß bindet 5 g Wasser)

- Mittel zur Regulierung des Wärmehaushalts: Die Verdunstung von 1 l Wasser über die Haut bringt 580 kcal Wärme und schützt die Haut vor Überhitzung.

Faktoren, die den Wasserbedarf beeinflussen:

Es gibt verschiedenste Gründe, die den Wasserbedarf erhöhen:

- Klima: hohe Temperatur, Luftfeuchtigkeit
- Körperliche Aktivität: Schweiß zur Abkühlung
- Hochkonzentrierte Salze: Verdünnung nötig
- Protein: erhöhte Ausscheidung von harnpflichtigen Substanzen
- Ballaststoffe: binden Wasser
- Krankheit: Fieber, erhöhte Ausscheidung
- Medikamente: Erhöhte Ausscheidung
- Diät: Entschlackung
- Art der Nahrung: Wassergehalt

Generelle Ernährungsregeln

1. Bevorzugen Sie mehr pflanzliche Lebensmittel, wobei fettarme

Milchprodukte empfohlen und Fleisch in geringen Mengen erlaubt ist (1 x pro Woche - Achtung: Wurstwaren werden beim Fleischkonsum immer vergessen!)

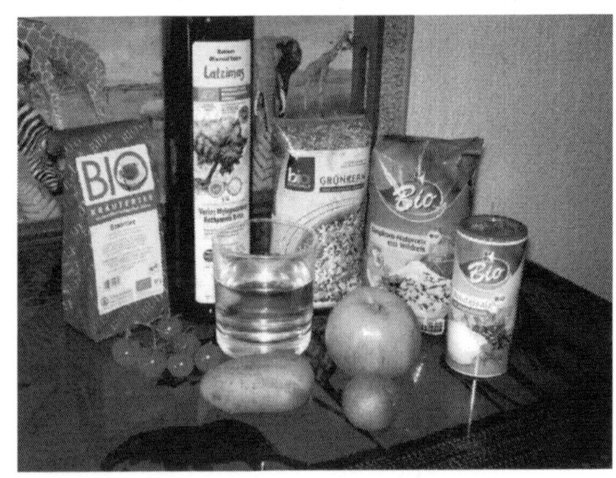

2. Die Lebensmittel sollten so natürlich wie möglich sein, d. h. sie sollten eine geringe Verarbeitung aufweisen. Stark verarbeitete Lebensmittel, wie Nahrungsmittel aus Dosen und Konserven, sind weniger empfehlenswert, ebenso Auszugsmehle (Typ 405), Produkte mit isoliertem Zucker und verschiedene künstlich hergestellte Präparate.

3. Verzehr unerhitzter und frischer Lebensmittel: Damit ist die Empfehlung gemeint, ca. 50 % aller Lebensmittel im frischen und unerhitzten Zustand zu essen. Salate und Obst der Saison, naturtrübe Säfte, Nüsse und Getreideprodukte sind zu bevorzugen.

4. Eine schonende, fettarme und schmackhafte Zubereitung der Speisen: Beim Erhitzen der Lebensmittel soll Wert auf die Techniken des Dämpfens, Garens und Dünstens gelegt werden. Vom Frittieren oder dem Zubereiten in schwimmenden Fetten rate ich ab, der Einsatz von Pfannen, die ein Zubereiten ohne oder mit wenig Fett ermöglichen, ist positiv.

5. Bei der Verwendung von Speisefetten ist auf die Qualität zu achten, nicht empfehlenswert sind raffinierte Öle und normale Pflanzenmargarinen mit gehärteten Fetten (u. a. wegen des Gehalts an Trans-Fettsäuren), besser wären kaltgepresste Öle, Pflanzenmargarine ohne gehärtete Fette und Butter (bei normalen Blutfettwerten).

6. Meiden Sie Zusatzstoffe in den Lebensmitteln: Also ein Verzicht auf Konservierungsstoffe wie Benzoesäure, Zucker, den Einsatz von künstlichen Geschmacksverstärkern oder künstlichen Farbstoffen. Phosphate und Phythate binden im Magen-Darmtrakt Spurenelemente, so dass sie nicht mehr aufgenommen werden können. Achten Sie auf Deklarationen Ihrer Lebensmittel.

7. Keine Gentechnik, Food-Design oder Bestrahlungen. Auch hier gilt: Zurück zur Natur! Selbst wenn die Gentechnik in der Pharmaindustrie lebensrettende Erfolge aufweisen kann, in den Lebensmitteln hat sie wegen der Gefahr bisher noch unbekannter Risiken nichts zu suchen. Bestrahlte Lebensmittel haben ein noch höheres Risikopotential und sind deshalb ebenfalls abzulehnen.

8. Bevorzugen Sie möglichst ökologisch erzeugte Lebensmittel. Ein sensibles Thema sind die sogenannten Ökoprodukte. Strenge Richtlinien anerkannter Verbände (z. B. Bioland, Demeter, Naturkind etc.) garantieren jedoch hochwertige Lebensmittel: Naturbelassen, ungespritzt, keine Düngemittel, artgerechte Tierhaltung

usw. bei inzwischen stark gesunkenen Preisen. Urteil: empfehlenswert!

9. Versuchen Sie, Nahrung jahreszeitlich aus der Region zu verzehren. Frische Erdbeeren im Winter oder Apfelsinen im Frühling sind garantiert Züchtungen mit all ihren unbekannten Risiken. Besser ist u. a. der heimische Boskop-Apfel, der sich auch gut einwintern lässt.

10. Aufgrund der industriellen Weiterverarbeitung fällt viel Verpackungsmaterial an, dagegen werden durch die Naturbelassenheit und umweltfreundlichere Technologien weniger Schadstoffe produziert.

11. Wenn Sie Fleisch mögen, essen Sie nur hochwertige Qualität (artgerechte Tierhaltung) bekannter Herkunft (aus Ihrer Region). Essen Sie Fleisch möglichst nur 1 x in der Woche in kleineren Portionen, wobei Fischfleisch weniger Fett und gutes Eiweiß enthält. Bei Fischen aus kalten Gewässern (z. B. Sardinen, Makrele, Lachs, usw.) kommt hinzu, dass sie die essentiellen Omega 3 Fettsäuren enthalten. **Anmerkung von mir:** Achten Sie aber darauf, nur Produkte mit dem MSC-Siegel zu sich zu nehmen oder, noch besser, Fische, die bereits überfischt sind, gänzlich von Ihrem Speiseplan zu streichen. Zudem ist auch Fisch inzwischen mit Quecksilber usw. belastet.

12. Gesundes Eiweiß steckt u. a. in Hülsenfrüchten, Hirse, Hafer, Soja, Amarant, und Quinoa. Auch besonders zu erwähnen: Die

Lupine - eine tolle Eiweißquelle, die basisch wirkt.

13. Genussmittel reduzieren! Freie Radikale!

Nebenbei bemerkt:

Täglich benötigt unser Körper für die gesunde Fitnessleistungsfähigkeit und die psychische und physische Leistungsfähigkeit allgemein:

- Ca. 45 essentielle Nahrungsbestandteile (im Makro- und Mikrobereich)
- 25 g Faserstoff
- und:

Eine aktuell noch nicht spezifizierbare Menge an sekundären Pflanzenstoffen (typische Pflanzengeschmacksstoffe, Pflanzenfarbstoffe und Pflanzengeruchsstoffe), die einen positiven Effekt auf das Immun-, Herz-Kreislaufsystem und die Regeneration haben und darüber hinaus einen antioxidativen Schutz bieten. Bisher wurden 15 bis 20.000 entdeckt. Angesichts dieser großen Menge wird auch klar, dass durch die Einnahme von Zusatzpräparaten zwar die fehlenden Vitamine und Mineralien ersetzt werden können, jedoch nicht all die gesundheitsfördernden sekundären Pflanzenstoffe. Da die sekundären Pflanzenstoffe in so großer Anzahl vorkommen, ist es praktisch unmöglich, ein Präparat zusammenzustellen, in dem alle förderlichen Substanzen vereint sind. Die Lösung ist daher nur eine ausgewogene, vollwertige Ernährungsweise, in der Obst und Gemüse reichlich vorhanden sind.

Übergewicht

Zunächst ist wohl jedem klar, dass Übergewicht ein Problem darstellt. Wenn Sie sich vorstellen, immer einen 10 kg Sack Kartoffeln auf dem Rücken mit sich herumzutragen, werden Sie verstehen, wie sich 10 kg Übergewicht auswirkt. Übergewicht führt nicht nur zu einer Überlastung von Hüft-, Knie- und Sprunggelenken, auch die Wirbelsäule wird unnötig strapaziert. Die Folge sind Überlastungserscheinungen der Muskeln und Gelenke, frühzeitige Abnutzungserscheinungen (Arthrosen) mit Schmerzen im Rücken und den betroffenen Gelenken. Die Betroffenen fühlen sich in ihrer Beweglichkeit durch die Rückenschmerzen zusätzlich eingeschränkt, wodurch die Lebensqualität in vielen Bereichen erheblich beeinträchtigt wird.

Neben Bewegung und Aktivität gilt es, bei der Ernährung unter anderem auf folgendes zu achten:

1. Achten Sie auf versteckte Fette (Wurst, Fleisch, Käse, Schokolade, Eis, Soßen, Fertiggerichte usw.).

2. Die maximale Fettzufuhr sollte ca. 0,5 g Fett / Kilogramm Körpergewicht / Tag betragen.

3. Trinken Sie sehr viel während der Gewichtsreduktion! Mind.

2,5 l pro Tag (dies führt zu einer Entlastung der Leber und zur Mobilisation von Fettsäuren).

4. 6 bis 8 kleine Mahlzeiten pro Tag werden als optimal angesehen. Viele Menschen lassen sich aber dann verleiten, jede Mahlzeit als eine vollwertige (reichhaltige) anzusehen. Daher ist es für manche Menschen sinnvoll, wirklich nur 3 Mahlzeiten am Tag zu sich zu nehmen und das dann strikt einzuhalten.

5. Bevorzugen Sie ballaststoffhaltige Lebensmittel.

6. Nehmen Sie täglich eine unterschiedliche Kalorienmenge zu sich, so wird der Körper irritiert und er versucht nicht, sofort für schlechte Zeiten ein Depot anzulegen oder gewöhnt sich womöglich generell einen geringeren Nährstoffverbrauch an.

7. Achten Sie darauf, dass Ihre Ernährung nicht dauerhaft unter 1500 kcal pro Tag liegt (sonst ist die Versorgung an essentiellen Vital- und Nährstoffen nicht mehr gewährleistet). Ausnahme: Unter ärztlicher Betreuung.

8. Machen Sie keine Diäten - es besteht die Gefahr der Mangelernährung und eines Bumerangeffektes!

9. Die maximale gesundheitlich zu akzeptierende Gewichtsabnahme an reinem Fett liegt bei ca. 250 g bis 300 g / Woche. Hochgerechnet auf einen Monat würde die Körperfettabnahme ca. 800 bis 1000 g betragen; für das ganze Jahr ergibt sich die

realistische Abnahme von ca. 8 bis 10 kg an reinem Fett. Denken Sie jedoch daran, dass Sie bei gleichzeitigem Training auch Muskelmasse zulegen, die dann mehr wiegt. Es ist sinnvoll, den tatsächlichen Körperfettanteil zu messen oder auch Körperumfangsmessungen durchzuführen.

10. Der Gewichtsverlust findet anfangs oft schneller statt und ist im Gesamtumfang ca. ein Drittel höher, liegt also bei ca. 13 bis 14 kg. Der Grund hierfür ist der zusätzliche Verlust von Körpereiweiß und Stoffwechsel-Schlackstoffen.

11. Höhere Gewichtsverluste sind aufgrund der starken Nierenbelastungen und einer möglichen Mangelversorgung mit lebenswichtigen Nährstoffen ohne ärztliche Kontrolle als kritisch zu bezeichnen.

Übersäuerung

Zu wenig Obst und Gemüse, vermehrter Fleisch- oder Wurstverzehr oder zu viel Kochsalz in der Nahrung können Entzündungen hervorrufen, was zu Einschränkungen führen kann. Deshalb ist es meiner Meinung nach sinnvoll, mit der Ernährung und evtl. auch einer gezielten, zusätzlichen Vitalstoffgabe, die Entzündungsneigung bzw. Entzündungsreaktion zu verringern.

Bei einer Entzündung treten meist Schwellungen, Bewegungseinschränkungen, Schmerzen und pathologische Veränderungen im Skelett- und Halteapparat auf. Dabei ist den meisten Krankheiten und Beschwerden eine einzige Ursache gemein:

Übersäuerung. Übersäuerung steht oft am Beginn eines Leidensweges. Leider spürt man eine Übersäuerung anfangs nicht.

Der menschliche Organismus kann über viele Jahre noch relativ erfolgreich eine Übersäuerung kompensieren. Wie lange der Körper bei falscher Ernährung dazu in der Lage ist, hängt von der individuellen Konstitution, dem Lebensstil und den persönlichen Reserven ab.

Ist der Körper dann überfordert, tauchen die ersten Symptome auf, die noch sehr unspezifisch sind. Evtl. fühlt man sich anfangs "nur" ein wenig energielos, schlapp, müde und ohne jeglichen Antrieb. Später kommen dann sehr unterschiedliche Symptome dazu. Da viele Medikamente die bestehende Übersäuerung noch verstärken, droht ein Teufelskreis nahezu ohne Ausweg.

Doch was ist nun mit "Übersäuerung" wirklich gemeint? Es geht tatsächlich um zu viel Säure. Wenn Sie bei "Übersäuerung" zunächst an Sodbrennen denken, liegen Sie jedoch falsch.

Bei der Verdauung und Verstoffwechslung gesunder Nahrung fallen einige wenige unbrauchbare oder auch giftige Stoffe an. Diese werden von unserem Körper normalerweise schadlos neutralisiert und ausgeschieden. Eine gesunde Ernährung und Lebensweise wird also nie im Übermaß schädliche Stoffe produzieren. Unser Körper bleibt im Gleichgewicht.

Wir essen und verhalten uns meistens so, dass sich große

Mengen an Säuren, Gifte und Stoffwechselendprodukte anhäufen, so dass deren Entsorgung durch die Regelmechanismen des Körpers nicht mehr gewährleistet werden kann und der Körper dann übersäuert. Die Übersäuerung des Körpers wird entscheidend durch den Verzehr säurebildender Nahrungsmittel und einer ungesunden Lebensweise begünstigt.

In unserem Organismus gibt es Bereiche, die sauer sein müssen (das Scheidenmilieu zum Beispiel oder der Dickdarm) und es gibt Bereiche, die basisch sein müssen (zum Beispiel das Blut, die Zwischenzellflüssigkeit oder der Dünndarm).

Verwechseln Sie nicht sauer schmeckende bzw. säurehaltige Nahrungsmittel, wie z. B. eine Zitrone, mit säurebildenden im Körper, d. h. die Säure entsteht durch die Verstoffwechslung.

Wichtig: Eine ausgewogene Ernährung, bei der das Säure-Basen-Gleichgewicht des Körpers hergestellt und gehalten wird. Das bedeutet nicht, dass Sie die „negativen“ Nahrungsmittel völlig streichen müssen. Sie sollten sie aber sparsamer verwenden, so dass das Gleichgewicht erhalten bleibt.

Oft wird eine Übersäuerung durch die Ernährungsumstellung nur langsam abgebaut. Das liegt daran, dass Fleisch z. B. sehr viel mehr Säure "liefert", als durch eine normale Portion basischen Gemüses ausgeglichen werden kann. 200 g Rindfleisch liefert z. B. so viel Säure, dass wir 400 g Blumenkohl oder 1,6 kg frische Erbsen für den Ausgleich essen müssten. Wir müssen unsere

Ernährung langfristig und konsequent umstellen, um einen ausgeglichenen Säuren-Basen-Haushalt zu erhalten. Unterstützend kann man auch Basentees trinken, Basentabletten einnehmen, Basenbäder nehmen usw..

„Sauer“ wirken unter anderem folgende Lebensmittel:

- Fleisch, Wurst, Fisch und Eier
- Milch und die meisten Milchprodukte
- Sojaprodukte
- Teig- und Backwaren (aus Weißmehl)
- Süßspeisen (Zucker!)
- Kohlensäurehaltiges Mineralwasser
- Cola und andere Softdrinks
- Kaffee
- Alkohol

Eine Tabelle finden Sie unter anderem unter auf der Webseite: www.zentrum-der-gesundheit.de - Geben Sie auf dieser Seite in der Suchmaske einfach **“Saure und basische Lebensmittel”** ein.

Mögliche Folgen der Übersäuerung

- Entzündungsneigung des Körpers
- Frühzeitige Faltenbildung oder Cellulite
- Auch Arthritis und Arthrose
- Nierensteine, Gallensteine oder Blasensteine
- Verengungen von Blutgefäßen
- Bluthochdruck

- Herzinfarkt und Schlaganfall

Schlacken sind neutralisierte Säuren

Säuren selbst können im Organismus kaum gelagert werden. Sie würden unsere Eingeweide verätzen. Deshalb werden die entstehenden Säuren mit Hilfe basischer Mineralstoffe wie z. B. Calcium oder Magnesium neutralisiert. Diese neutralisierten Säuren sind Salze.

Heute entstehen durch eine wahre „Säureflut" so viele Salze, dass unsere Ausscheidungsorgane (Lunge, Nieren, Darm und Haut) mit ihrer Entsorgung überfordert sind. Die Salze (oft auch Schlacken genannt) werden eingelagert (Haut, Gelenke, Gefäße usw.) und können jetzt (chronische) Krankheiten und Altersbeschwerden verursachen.

Übersäuerung führt zu einem Mineralstoffmangel

Wie oben beschrieben, werden die Säuren durch basische Mineralien neutralisiert. Das führt zu einem wahren „Verschleiß" von basischen Mineralstoffen, was dann langfristig zu einem Mineralstoffmangel führt. Da die übliche Zivilisationskost vorwiegend aus Weißmehl, Zucker und verarbeiteten Milch- und Fleischprodukten besteht und die sehr wenig Mineralstoffe enthält, aber gleichzeitig wegen des extremen Säurepotentials eine riesige Menge an Mineralstoffen für die Neutralisierung dieser Säuren benötigt, werden zwangsläufig die körpereigenen basischen Mineralstoffvorräte angegriffen.

Das heißt, basische Mineralien wie Calcium und Magnesium werden aus den Knochen, den Knorpeln, den Sehnen, dem Bindegewebe, den Zähnen, dem Haarboden und anderen mineralstoffreichen Geweben gelöst, um die Säuren zu neutralisieren. Da aber durch unsere übliche Ernährung niemals so viel Nachschub an Mineralien geliefert wird, können die Vorräte nicht mehr aufgefüllt werden. So kommt es zu einem chronischen Mineralstoffmangel, der dann wiederum zu unter-schiedlichen Beschwerden oder Erkrankungen führt.

Ernährungstipps gegen Übersäuerung:

Viel Gemüse, am besten zu jeder Mahlzeit, viel Obst, (nicht nur ein Apfel oder eine Banane am Tag). Reichlich trinken, am besten zwei bis drei Liter täglich. Dazu wenig Fleisch und magere Wurst, das sind schon die Grundlagen für eine basenreiche Ernährung. Nehmen Sie Zucker, egal in welcher Form, ob in Getränken oder in Nahrungsmitteln, nur mäßig zu sich, denn genau darin ist sehr viel Säure enthalten.

Eine basische Ernährung ist gar nicht so schwer, wenn man bedenkt, dass alles, was Mineralstoffe und Vitamine enthält, keine Säure bildet. Deshalb wirken Vollkornprodukte auch viel weniger sauer als Weißmehlprodukte. In der Schale werden die benötigten Mineralien mitgeliefert.

Chakren

Chakra ist ein Wort aus dem altindischen Sanskrit und bedeutet Rädchen.

Den Überlieferungen alter Schriften zufolge befinden sich ca. 88 000 solcher Rädchen in unserem Körper.

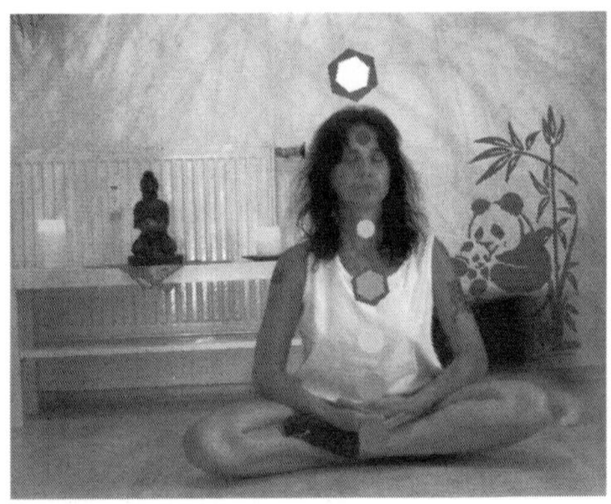

Chakren sind die feinstofflichen Kraftzentralen des Körpers. In ständiger Drehbewegung nehmen sie Energie aus dem Kosmos auf und geben sie wieder ab. Sie sorgen so für den energetischen Austausch. Es gibt fast keinen Punkt an unserem Körper, an dem kein Energieaustausch stattfindet.

Die Intensität des Austausches ist von der Aufnahmefähigkeit, also der Öffnung der Chakren, abhängig.

Blockaden hemmen den Energiefluss, d. h. körperliche und psychische Probleme wirken sich auf den Energiekörper und den Energiefluss in den Chakren aus. Unser Bestreben sollte also sein, den Energiefluss und den Energieaustausch aufrecht zu erhalten.

Die 7 Hauptchakren versorgen uns mit Energie von außen, die entlang dem Hauptkraftstrom an der Wirbelsäule im ganzen Körper verteilt wird. (Im stillen Qi Gong gibt es die Übung, bei der man sich vorstellt, mit dem Einatmen Lichtenergie vom Scheitel (Kronenchakra) durch die Wirbelsäule fließen zu lassen, bis es im Dan Tien (Sakralchakra) verankert wird.) In der Lehre der Akupunktur finden wir die Zustimmungspunkte (für bestimmte Organe) auf den Meridianen, die auf diesem Kanal entlang der Wirbelsäule liegen.

Es gibt noch viele andere, sogenannte Nebenchakren (ca. 40). Vor allem die Hand- und Fußchakren geben Energien ab.

Arbeitet ein Chakra nicht einwandfrei, ist verstopft, geschlossen oder dreht sich nicht richtig, so treten Störungen im natürlichen Energiefluss auf. Diese Störung äußert sich als Problem, unangenehmes Gefühl, Motivationslosigkeit, Krankheit usw. und will uns auf einen bestimmten Lebensbereich hinweisen, in dem wir ein Problem zu bewältigen haben.

Jedes der 7 Hauptchakren repräsentiert einen bestimmten Lebensbereich. Wir fühlen uns dann gesund und harmonisch, wenn alle sieben Hauptchakren einwandfrei und gleichmäßig arbeiten und uns dementsprechend mit Energie versorgen.

Dabei ist es jedoch nicht anzustreben, ein Chakra besonders zu aktivieren. Vielmehr ist ein harmonisches Schwingungsverhältnis viel wichtiger. Alle Chakren sollten gleich aktiviert sein, ansonsten treten Unter- bzw. Überfunktionen auf, die immer störend sind.

Chakrenarbeit bedeutet die Harmonisierung und Ausgleichung aller Chakren, so dass genügend Lebensenergie aufgenommen werden kann und auch jene Energien Raum finden, die wir für unseren Lernprozess benötigen. Die einfachste Form der Chakrenarbeit ist Reiki.

Übersichtstabelle der 7 Hauptchakren, deren mögliche negative Gemütszustände, den zugehörigen Wirbel und die positive Affirmation, mit der an der Heilung gearbeitet werden kann:

Chakra	Mögliche negative Gemütszustände bei Blockierung des Wirbels	Positive Affirmation	Wirbel
7 Kronenchakra / Scheitelchakra / Sahasrara-Chakra	Ängstlich, verwirrt, zwanghaftes Denken, will alles mit dem Verstand erfassen, läuft vor dem Leben davon, mangelndes Vertrauen zum höheren Selbst	Ich bin in meiner Mitte, ich vertraue dem Schöpfer	C1
6 Stirnchakra / Drittes Auge / Ajna-Chakra	Fehlende Weitsicht, weigert sich zu verstehen, will nicht hinsehen, weigert sich zu wachsen, ist unentschlossen, verleugnet die eigene Spiritualität	Ich bin eins mit dem Universum, ich bin bereit zu wachsen	C2

6 Stirnchakra / Drittes Auge / Ajna-Chakra	Standpunktlos, unentschlossen, Märtyrertum, „schluckt" immer alles, fühlt sich schuldig, schwankend, nimmt Schuld anderer auf sich	Ich bin für mich selbst verantwortlich, Ich komme gut zurecht	C3
6 Stirnchakra / Drittes Auge/ Ajna-Chakra	Verbittert, unterdrückte und angestaute Gefühle, ungeweinte Tränen, haltlos, weigert sich zuzuhören	Ich bin frei, ich genieße das Leben, ich bin klar	C4
5 Kehlkopfchakra / Halschakra / Vishuddha-Chakra	Überlastung, blockierte Kommunikation, Angst vor Demütigung, Angst sich lächerlich zu machen, blockierter stimmlicher Ausdruck	Ich bin gut, ich werde geliebt, mein Ausdruck ist klar, ich bin sicher	C5
5 Kehlkopfchakra / Halschakra / Vishuddha-Chakra	Überlastung, unflexibel, kann nicht für seine Bedürfnisse einstehen, will andere ändern, leistet Widerstand	Ich akzeptiere meine Umwelt, ich liebe mich und sorge gut für mich	C6
5 Kehlkopfchakra / Halschakra / Vishuddha-Chakra	Wehrlos, verwirrt, hilflos, wütend, leidet allein im Stillen, lässt sich demütigen und unterdrücken	Ich vergebe der Vergangenheit, ich bin ich selbst	C7
4 Herzchakra / Anahata-Chakra	Überlastet sich gerne, trägt viel auf den Schultern, muss zuviel bewältigen, will bzw. muss alles selbst tun, mangelndes Vertrauen in das Leben	Ich gehe mit Leichtigkeit durchs Leben, ich darf Hilfe annehmen	Th1
4 Herzchakra / Anahata-Chakra	Lieblos, freudlos, hartnäckig, Angst vor Verletzung, weigert sich zu fühlen, verschließt sein Herz, Angst vor Schmerz	Ich öffne mein Herz, ich gebe und empfange Liebe, Friede ist in mir	Th2

4 Herzchakra / Anahata-Chakra	Zieht sich zurück, steht für seine Bedürfnisse nicht ein, innerliches Chaos, alte schmerzhafte Verletzungen, hat keine eigene Meinung, unfähig zu kommunizieren	Ich vergebe allen und mir selbst, ich vertraue mir und baue auf mich	Th3
4 Herzchakra / Anahata-Chakra	Unterdrückte innerliche Wut, verurteilt andere, verbittert, verbissene Zielstrebigkeit, ist hart zu anderen und zu sich selbst	Ich schenke mir und anderen Vergebung und Freiheit	Th4
3 Solarplexus / Nabelchakra / Manipura-Chakra	Sorgt sich immer um andere, ist traurig, vernachlässigt sein inneres Kind, will nicht fühlen und Emotionen verarbeiten, angestaute Gefühle	Ich bin bereit zu leben, das Leben meint es gut mit mir	Th5
3 Solarplexus / Nabelchakra / Manipura-Chakra	Ist wütend auf das Leben, sorgt sich viel, Angst vor der Zukunft, gehemmte Emotionen, gibt sich Süchten hin (Essen, Drogen, Alkohol)	Ich vertraue auf die Zukunft, alles entwickelt sich gut	Th6
3 Solarplexus / Nabelchakra / Manipura-Chakra	Sammelt viel Schmerz auf, verweigert sich jeglichem Genuss, bäumt sich innerlich auf	Ich lasse los, ich nehme die Süße des Lebens dankbar an	Th7
3 Solarplexus / Nabelchakra / Manipura-Chakra	Ist starr, macht sich viele Sorgen, denkt ständig ans Scheitern, wehrt sich gegen den Fluss des Lebens, erkennt das Gute in sich selbst nicht an	Ich bin offen für das Gute, ich werde vom Leben getragen und geliebt	Th8
3 Solarplexus / Nabelchakra / Manipura Chakra	Ist vorwurfsvoll, geht in die Opferrolle, unterdrückt aggressive Gefühle, fühlt sich im Stich gelassen, wird allergisch	Ich erschaffe meine Realität selbst	Th9

2 Sakralchakra / Svadhisthana Chakra	Gibt anderen die Schuld, Opferrolle, weigert sich Verantwortung zu übernehmen, problematische Partnerschaften (Ehe, Eltern, Kinder, Kollegen usw.)	Ich gebe und empfange Freude und Liebe	Th1 0
2 Sakralchakra / Svadhisthana Chakra	Beziehungsängste, Kontaktprobleme, unsicher und ängstlich, mangelndes Selbstbewusstsein	Ich bin es wert geliebt zu werden	Th1 1
2 Sakralchakra / Svadhisthana Chakra	Angst vor Liebe, Schwierigkeiten, die Vergangenheit loszulassen, glaubt, kein Recht auf Leben zu haben	Ich habe ein Recht zu leben, zu lieben und geliebt zu werden	Th1 2
2 Sakralchakra / Svadhisthana / Chakra	Unsicher, will alleine sein, schreit nach Liebe, Schwierigkeiten mit Neuanfängen	Ich bin vom Leben geliebt und unterstützt	L1
2 Sakralchakra / Svadhisthana Chakra	Verkrampft, findet keinen Ausweg, gerät schnell in Panik, ist in einer schmerzhaften Kindheitserfahrung hängen geblieben	Ich wachse über meine Grenzen und Konditionierungen hinaus	L2
2 Sakralchakra / Svadhisthana Chakra	Mangelndes Geborgenheitsgefühl, sexueller Missbrauch, fühlt sich schuldig, hasst sich selbst	Ich lasse die Vergangenheit los, ich bin geliebt und in Sicherheit, ich sage „Ja“ zu meiner Sexualität	L3
1 Wurzelchakra / Muladhara Chakra	Lehnt Sexualität ab, Angst um finanzielle Sicherheit, Ohnmachtsgefühle	Ich bin sicher, ich bin in meiner Kraft, ich liebe mich	L4

1 Wurzelchakra / Muladhara Chakra	Unsicher, wütend, Ausdrucksschwierigkeiten, kann Lust nicht annehmen und ausleben	Ich verdiene es, Freude zu haben, ich nehme meine Lust an	L5
1 Wurzelchakra / Muladhara Chakra	Alte unterdrückte und verbohrte Aggressivität, Kraft- und Machtverlust	Ich bin in meiner Kraft, ich bin die Autorität in meinem Leben	Kreuzbein
1 Wurzelchakra / Muladhara Chakra	Mangelnde Erdung, innerliches Ungleichgewicht, Dogmatismus, hält fest, macht sich selbst Vorwürfe, bleibt auf altem Kummer und Leid sitzen	Ich bin in Balance, ich lebe im Jetzt, ich liebe mich so, wie ich bin	Steißbein
(aus: Medizin zum Aufmalen, Petra Neumayer, Roswitha Stark (Alvina Kreipl, Christina Baumann, Bezugsquelle A4-Schautafel: www.ypsilon-shop.de)			

Geistige Aufrichtung / Begradigungsenergie

(Energetische Osteopathie)

Mit der Christusenergie der bedingungslosen Liebe, der Begradigungsenergie, werden wir unterstützt, auf unseren "geraden Weg" zurück zu kommen. Deshalb kann man mit der Begradigungsenergie nicht nur den Rücken, bzw. die Wirbelsäule, das Becken oder die Gelenke begradigen, sondern auch das ganze eigene Leben wird wieder "zurecht gerückt", eben begradigt.

Die Aufrichtung der Wirbelsäule (Begradigung) ist eine multidimensionale Bewusstseinserweiterung zur individuellen Heilung auf allen Ebenen des menschlichen Seins.

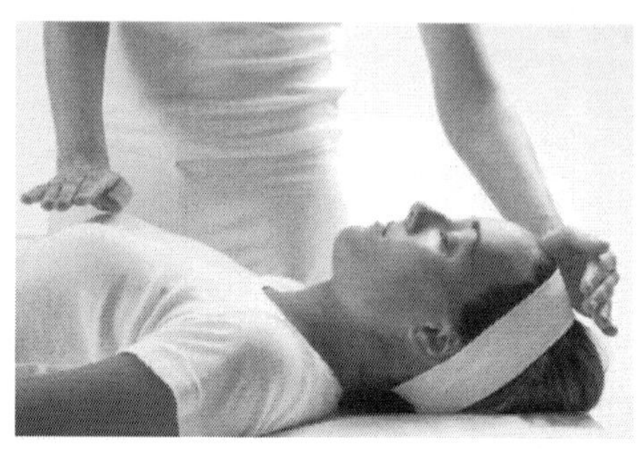

Wenn der Geist eines Menschen gerade ausgerichtet ist, zieht der Körper innerhalb von Sekunden nach und wird auch gerade! (Wenn muskuläre Dysbalancen vorliegen. Bei einer knöchernen Veränderung erfolgt "nur" eine Besserung der Beschwerden.) Folgende Beschwerden, die durch einen „Becken-Schiefstand“ ausgelöst werden können, können behandelt werden:

Ischiasschmerzen, Beckenschiefstand, Beinlängendifferenz, Schulterschmerzen, Knieschmerzen, Schiefhals, Entwicklungsstörungen, Migräne, ADS, (Aufmerksamkeitsdefizitsyndrom), Verdrehungen, Muskelschmerzen, Gleichgewichtsstörungen, Tinnitus, Kiefergelenk-Probleme, ungleiche Zahnreihen, Folgen von Unfällen sowie von körperlichen und seelischen Verletzungen.

Manchmal verschwinden die Beschwerden durch die geistige Begradigung des Beckens sogar sofort.

Da die geistige Aufrichtung sich auf alle Zellen und alle Ebenen auswirkt, werden neue Informationsimpulse empfangen und die Selbstheilungskräfte aktiviert. Karmische Blockaden und Muster, die sich in der Wirbelsäule festgesetzt haben, kann man durch die Begradigung auflösen.

Meridian-Therapie

In der traditionellen chinesischen Medizin wird immer wieder von Meridianen gesprochen. Meridiane sind Energiebahnen in unserem Körper, die die Vitalenergie von den Energiezentren (Chakren) in unserem Körper verteilen. Gleichzeitig dienen sie aber auch der Informationsübertragung in unserem System.

Am ehesten kann man das Wort Meridian mit dem Begriff „Leitbahn" übersetzen. Diese unsichtbaren Leitbahnen durchziehen neben den sichtbaren Leitbahnen wie Venen, Arterien, Lymph- und Nervenbahnen, den ganzen Körper.

In der chinesischen Medizin gibt es 12 „Haupt-Meridiane", die spiegelbildlich im Körper verlaufen und noch viele weitere Meridiane.

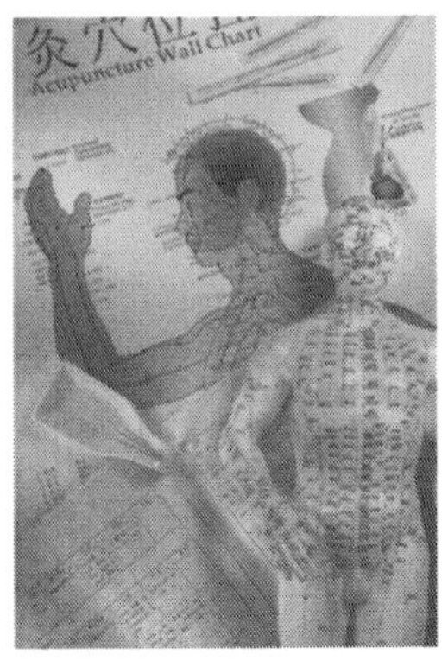

Auf allen Meridianen liegen Punkte, die bei Erkrankungen stimuliert werden können, um eine Heilung zu erreichen. Die 12 Hauptmeridiane liegen direkt unter der Hautoberfläche und sind so gut für Akupunktur u. ä. zugänglich. Darüber hinaus hat jeder Meridian allerdings auch einen inneren Ast, der nicht mit Nadeln erreicht werden kann.

Meridiane, die einen direkten Bezug zur Wirbelsäule haben

1. Konzeptionsgefäß/Zentralgefäß (Vorder-, Haupt-Meridian) - seine Energie fließt von unten nach oben.

Verlauf: Von der Mitte des Schambeins bis unterhalb der Unterlippe.

Schwächung durch Denken, **Wirbelsäulenprobleme**, Verschaltung zwischen Körper und Geist, Verspannungen im hinteren Kopfbereich. Bei Schwäche des Zentralgefäßes sind alle anderen Meridiane auch schwach.

2. Lenkergefäß/Gouverneursgefäß (Hinter-Meridian) - seine Energie fängt hinten über dem Steißbein an zu fließen und endet oberhalb der Oberlippe.

Wirbelsäulenprobleme

3. Dünndarm-Meridiane - ihre Energie fließt von unten nach oben.

Verlauf: Von den äußeren Nagelfalzwinkeln der kleinen Finger bis zum Punkt zwischen Tragus (die kleine Knorpelmasse an der Ohrmuschel, die kurz vor dem Gehörgang aufliegt) und dem Kiefergelenk vor den Ohren.

Kniebeschwerden, u. a. Knacken im Knie, **Nackenverspannungen (2. Halswirbel),** Entscheidungsschwierigkeiten, Verdauungsbeschwerden, Krämpfe im unteren Darmbereich, Mundschleimhaut-Entzündungen (Abszesse), Nasennebenhöhlen-Entzündung (Sinusitis).

4. Blasen-Meridiane - ihre Energie fließt von oben nach unten.

Verlauf: Von den Winkeln zwischen Augenhöhle und Nasenwurzel bis zu den äußeren Nagelfalzwinkeln der kleinen Zehen.

Schwache Knöchel, **Rückenschmerzen**, Selbstorientierung des Körpers, Körperhaltung = Haltung im Leben, Selbstkontrolle, Selbstdisziplin, Blasenschwäche, Konzentrationsschwäche, Wadenkrämpfe, Kälteempfindlichkeit, **Ischias**, Oberkiefer, Wasserhaushalt, tränende Augen, laufende Nase, Selbstverantwortung.

5. Blut-Kreislauf-Sexus-Meridiane - ihre Energie fließt von oben nach unten.

Verlauf: Von einer Daumenbreite neben den Brustwarzen bis zu den daumenseitigen Nagelfalzwinkeln der Mittelfinger.

Blutdruck, Kreislaufsystem, Sexualität, Blut, bei Schwäche **Lendenwirbelprobleme** (Hüften ungleich hoch), "Wächter des Herzens", Helfer-Syndrom, bei Frauen Beziehung zum Partner, bei Männern Beziehung zur Mutter, Prostata, Infektionen der Blutwege.

6. Dreifacher Erwärmer (Schilddrüsen-Meridiane) - Energie fließt von unten nach oben.

Verlauf: Von den kleinfingerseitigen Nagelfalzwinkeln der Ringfinger bis zu den äußeren Enden der Augenbrauen in einem Grübchen.

Infektionen, Probleme mit Zärtlichkeit, organische Potenz, Libido-Verlust, **Rückgrat-Probleme im Halsbereich**, Mund-, Nase-, Augenentzündungen, Erkältungen, trockener Mund, Spannungsgefühl in den Zähnen.

Bei der Meridian-Therapie soll je nach Krankheitsbild der Energiefluss angeregt oder beruhigt werden.

Zur Anregung des Energieflusses dienen beispielsweise Bindegewebsmassagen, klassische Massagen und Bürsten in Verlaufsrichtung des Meridians, Wärme, Spannungsübungen des Muskels im Bereich des Meridians und Farben (entsprechend der Meridian-Farbtherapie) auf den Anregungspunkten des Meridians sowie sogenannte Zirkelungen im Uhrzeigersinn (dabei wird kreisförmig mit den Fingern oder dem Handballen starker Druck auf die Muskulatur ausgeübt und das Unterhautfettgewebe aktiviert).

Um den Energiestrom zu beruhigen, nutzt man Bindegewebsmassagen, klassische Massagen und Bürstenmassage gegen die Verlaufsrichtung des Meridians, Kälte, Dehnung des Muskels, der im Bereich des Meridians liegt, Farben auf den Beruhigungspunkten des Meridians sowie Zirkelungen gegen den Uhrzeigersinn.

Körbler Zeichen

(Medizin zum Aufmalen - Die neue Homöopathie)

Erich Körbler, ein Elektrotechniker aus Wien, entdeckte in den 80er Jahren des 20. Jahrhunderts die Kraft der geometrischen Zeichen und Symbole für unsere Zeit neu. Auf der Basis des Wissens, dass im Grunde alles im Universum polarisierte, fließende Energie ist, stellte er fest, dass der Mensch, aber auch Tiere und Pflanzen, durch die Energieimpulse von geometrischen Zeichen und Symbolen zur Selbstheilung angeregt werden können.

Spätestens durch die Quantenphysik wurde deutlich, dass alles Energie ist. Gleichgültig, ob es sich um Menschen, Tiere, Pflanzen, Steine, Farben, Töne etc. handelt, alles schwingt und sendet Informationen aus. Selbst ein einfacher Strich hat einen positiven und einen negativen Pol. Deshalb entsteht durch Strichkombinationen und geometrische Formen, die auf die Haut gemalt werden, ein feines elektromagnetisches Schwingungsfeld, das die stofflichen Vorgänge im Körper beeinflusst.

Die Einsatzmöglichkeiten der Zeichen sind sehr vielfältig - angefangen von Erkrankungen wie Schnupfen oder Kopfschmerzen, bis hin zu Gelenksbeschwerden oder Organproblemen, aber auch Allergien und Unverträglichkeiten - alles kann behandelt werden. Bei ernsten Erkrankungen ersetzt natürlich auch diese Methode nicht den Arzt - unterstützend zur Schulmedizin kann jedoch die Heilung beschleunigt, bzw. der Heilerfolg verbessert werden.

Ich muss gestehen, selbst ich, die doch sehr offen für alternative Heilmethoden bin, war sehr skeptisch gegenüber der Heilung mit Zeichen. Aber ich wollte es dennoch versuchen. Als ich wieder einmal über ein paar Monate hinweg immer wieder starke Probleme mit dem Rücken (diesmal ISG) bekam, testete ich ein Zeichen aus, das ich dann auf ein Pflaster malte und so auf eine ausgetestete Stelle auf meinen Rücken klebte. Und - ich kann es noch immer nicht fassen - innerhalb einiger Stunden waren die Beschwerden fast weg. Ich werde die Zeichen auf jeden Fall immer wieder, zumindest begleitend, einsetzen.

Übrigens können auch Belastungen durch Störfelder ausgeglichen werden.

Anatomie

Der Mensch hat sich in seiner geschichtlichen Entwicklung vom Vierfüßer zum Zweibeiner entwickelt. Vermutlich geschah dies wegen des besseren Blickfeldes nach vorne. Allerdings blieb und bleibt die Tendenz, nach vorne zu kippen. Der Körper musste sich an die veränderte Statik anpassen. Diese Entwicklung scheint jedoch (noch?) nicht in Perfektion gelungen zu sein. Das Körpergewicht wird nicht mehr auf 4 Achsen verteilt, sondern nur noch auf zwei, und der Druck lastet besonders auf den Wirbelkörpern und Bandscheiben der Wirbelsäule. Die Rückenmuskeln müssen die Tendenz des Nachvornekippens ausgleichen. Die Bauchmuskeln helfen, den Rücken aufrecht zu halten, haben aber einen etwas günstigeren Hebel. Diese Spannung der Rückenmuskeln brachte die typische Doppel-S-Form der Wirbelsäule mit sich, die das Ausbalancieren erleichtert. Diese physiologischen Krümmungen entwickeln sich erst in den ersten Lebensjahren, wenn der

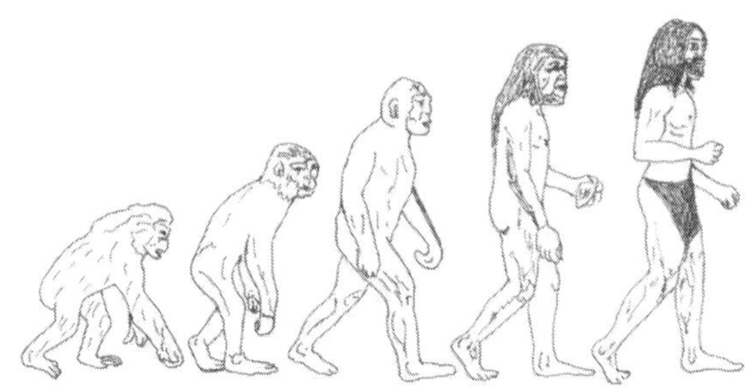

Mensch sich aufrichtet, steht und läuft. Die Jugendjahre sind ganz entscheidend für die spätere Form unseres Achsenorgans, weil hier der Grundstein gelegt wird.

Aufbau der Wirbelsäule

Die Wirbelsäule (lat.: Columna vertebralis, griech. rhachis) bildet die knöcherne Mitte des Körpers, verbindet die Teile des Skelettes miteinander und umhüllt das im Wirbelkanal liegende Rückenmark.

Beim Menschen besteht die Wirbelsäule aus 24 Wirbeln, die über 23 Bandscheiben beweglich verbunden sind, sowie 8 bis 10 Wirbeln, die zu Kreuz- und Steißbein verwachsen sind. Da sie fast das gesamte Körpergewicht tragen und dieses auf die Beine verteilt werden muss, ist die Wirbelsäule unten (kaudal) dicker als oben (kranial). Ihre mehrfache Biegung („Doppel-S" Form) dient der Dämpfung von Stößen.

Halswirbelsäule C1 - C7 (Pars Cervicalis)	7 Halswirbel	Bogen nach vorne Lordose
Brustwirbelsäule Th1 - Th12 (Pars thoracia)	12 Brustwirbel	Bogen nach hinten Kyphose
Lendenwirbelsäule L1 - L5 (Pars Lumbalis)	5 Lendenwirbel	Bogen nach vorne Lordose
Kreuzbein S1 - S5 (Os sacrum)	5 Kreuzbeinwirbel	
Steißbein (Os coccygis)	4 - 5 Steißbeinwirbel	

Die beiden ersten Wirbel der Halswirbelsäule (Atlas und Axis) haben einen besonderen Aufbau: Der erste Halswirbel (Atlas) besteht aus einem knöchernen Ring. Über Gelenkflächen wird hier die Wirbelsäule mit dem Schädel verbunden. Dies ist das obere Kopfgelenk. Der zweite Wirbel (Axis) ähnelt vom Aufbau her zwar den anderen Wirbeln, hat aber die Besonderheit, dass er an der Vorderkante einen nach oben zeigenden „Zahn" (Dens) hat, der genau durch den knöchernen Boden des ersten Halswirbels passt. Dieses untere Kopfgelenk ermöglicht die Drehbewegungen des Kopfes.

Die Bögen der Wirbelsäule sind physiologisch normal. Wenn sie extremer ausgeprägt sind, spricht man von einem Hohlkreuz oder Rundrücken bzw. einem Hohl-Rundrücken. Da die Bandscheiben zwischen den Wirbeln bei einer extremen Krümmung vorne, bzw. hinten zu-sammengedrückt werden, kann das Probleme auslösen. Sind die physiologischen Bögen zu wenig ausgeprägt bzw. fast nicht vorhanden, spricht man von einem Flachrücken. Hier ist die Wirbelsäule nicht in der Lage, Stöße und dergleichen auszugleichen.

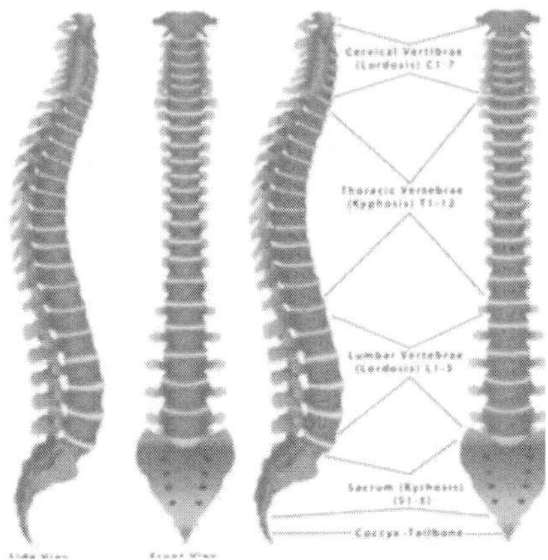

Wichtige Rückenmuskeln

Die Wirbelsäule verläuft beim Menschen nicht genau durch die Mitte des Körpers. Sie liegt ziemlich weit hinten. Das bedeutet, dass der Schwerpunkt der Körpermasse nicht mit der Wirbelsäule übereinstimmt. Er liegt weiter vorne. Damit ein Mensch sich dennoch aufrichten kann und ihn nicht das Gewicht von Brust, Bauch und Eingeweiden sofort wieder nach vorne umfallen lässt, braucht er ein komplexes Geflecht aus Muskeln. Diese Muskeln bilden ein Gegengewicht zur Schwerkraft. Ohne die Rückenmuskulatur würde die Schwerkraft dazu führen, dass der Mensch durch das Gewicht des Brustkorbes vornüber fällt. Das also zu verhindern, ist die Aufgabe der tiefen Rückenmuskeln.

Tiefe Rückenmuskeln

Als tiefe Rückenmuskeln bezeichnet man die Muskeln, die direkt zur Wirbelsäule gehören. Sie liegen "in der Tiefe", das heißt, sie sind mit dem bloßen Auge nicht zu sehen und darüber liegt noch eine weitere Schicht Muskeln, die oberflächlichen Rückenmuskeln.

Rückenstrecker (erector spinae) - tiefe Rückenmuskulatur

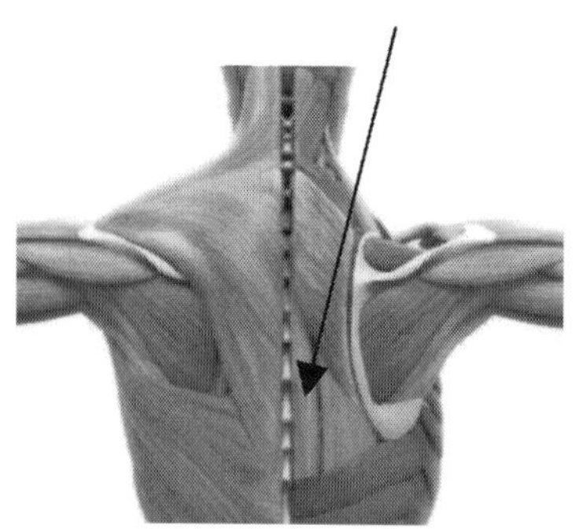

Der Rückenaufrichtemuskel läuft entlang der Wirbelsäule in langen Muskelzügen vom Becken bis zum Kopf. Die Querfortsatz-Dornfortsatz-Muskeln laufen von den

Querfortsätzen eines Wirbelkörpers zu den Dornfortsätzen eines oder mehrerer oberhalb gelegener Wirbel. Die Zwischendornfortsatzmuskeln verlaufen zwischen den Dornfortsätzen. Die Zwischenquerfortsatzmuskeln ziehen von Querfortsatz zu Querfortsatz.

Man kann den Rückenstrecker in zwei Gruppen einteilen:

Medialer (in der Mitte liegender) Trakt	Lateraler (seitlicher) Trakt
Sie unterstützen sämtliche Bewegungsmöglichkeiten außer der Beugung. Allerdings sind es hauptsächlich „Stellmuskeln“ (Haltemuskeln), die eine statische Funktion haben.	Dies sind die eigentlichen „Arbeitsmuskeln“. Auch sie sind für alle Bewegungen außer der Beugung zuständig.

Die Muskeln liegen in mehreren Schichten übereinander. Erst die kurzen und darüber die langen. So bilden sie ein kräftiges, die Wirbelsäule stabilisierendes Muskelgeflecht. Außerdem ermöglichen sie verschiedene Bewegungen. Die längs verlaufenden Muskeln können den Körper rück- oder seitwärts neigen, die schräg verlaufenden Muskeln können ihn zusätzlich drehen.

Die Gegenspieler sind: Bauchmuskeln

Der zervikale (zum Hals gehörige) Teil dieses Rückenstreckers beginnt am Axis und wirkt lordosierend, streckend und drehend.

Zum tiefen Trakt gehören die Drehmuskeln, der Halbdornmuskel, vielgefiederte Muskeln und der dorsale Kopfwender. Zum oberflächigen Strang gehören der Langmuskel des Nackens und des Kopfes, der Nackenanteil des Darmbein-Rippen-Muskels und der Halsteil des Riemenmuskels.

Tiefer Trakt:

Drehmuskeln (M. rotatores cervicis)

Sie laufen vom Gelenkfortsatz eines Wirbels zum höher gelegenen Wirbel hin und sind für folgende Bewegungen zuständig:

- Drehbewegungen des Kopfes

Halbdornmuskel (M. semispinalis cervicis)

Er zieht von den Querfortsätzen der ersten 5 bis 6 Brustwirbel zu den Dornfortsätzen des 2ten bis 5ten Halswirbels. Er ist für folgende Bewegungen zuständig:

- Strecken und Seitwärtsbiegen der Wirbelsäule

Vielgefiederte Muskeln (M. multifidi cervicis).

Sie laufen von den Gelenkfortsätzen des 4ten - 7ten Halswirbels zum jeweils vorvorgehenden Wirbel.

- Ihre Aufgabe ist die Stabilisation der Wirbelsäule

Dorsaler Kopfwender (Sternocleidomastoideus)

Er läuft vom Schädel (Schläfenbein) zum Schlüssel- und Brustbein und ist für folgende Bewegungen zuständig:

- Beugung der Halswirbelsäule zur Seite

- Drehung des Kopfes zur Seite
- Anheben des Kopfes
- Kippen des Kopfes nach hinten

Oberflächiger Trakt:

Langmuskel des Nackens (M. Longissimus cervicis)

Er zieht vom 5ten - 8ten Brustwirbel zum 3ten - 5ten Halswirbel. Die Aufgabe besteht im

- Strecken und Seitwärtsbiegen der Wirbelsäule

Darmbein-Rippen-Muskel (M. iliocostalis cervicis)

Er zieht von der 6ten - 3ten Rippe zum 6ten - 4ten Halswirbel. Seine Aufgabe ist das:

- Aufrichten und Stabilisieren der Wirbelsäule

Riemenmuskel (M. Splenius cervicis)

Zieht vom Nackenband, den Hals- und Brustwirbeln, zu jeweils weiter kopfwärts gelegenen Wirbeln und dem Hinterhauptbein. Die Aufgabe besteht im:

- Strecken des Halses
- Anheben des Kopfes

Die oberflächlich gelegenen Rückenmuskeln lassen sich in drei Gruppen einteilen, die:

1. Rumpf-Arm-Muskeln

2. Rumpfgürtelmuskeln
3. Wirbelsäulen-Rippen-Muskeln

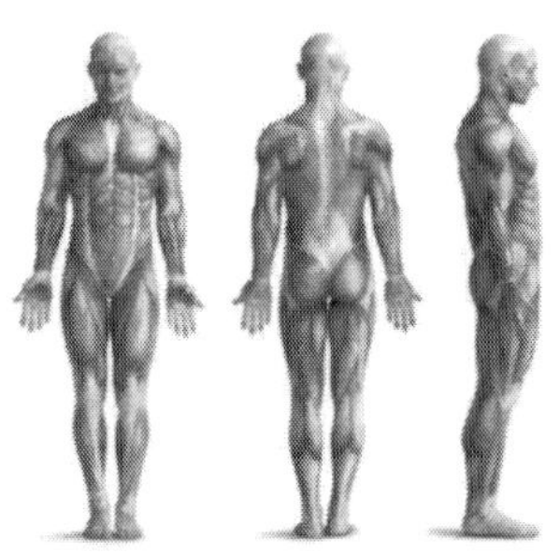

1. Rumpf-Arm-Muskeln

Der Trapez- oder Kapuzenmuskel (M. trapezius) ist einer der wichtigsten Rückenmuskeln.

Ähnlich wie eine auf den Rücken herabhängende Kapuze nimmt er den gesamten Nackenbereich ein. Er endet, dreieckig auslaufend, am Ende der Brustwirbelsäule. Bei kräftigen Menschen ist er durch die Haut gut zu erkennen. Die einzelnen Muskelfasern nehmen ihren Ursprung am Hinterkopf sowie den Dornfortsätzen der Hals- und der Brustwirbelsäule. Die Fasern enden rechts und links am Schlüsselbein, dem Schulterdach sowie dem Schulterblatt.

Er ist für folgende Bewegungen zuständig:

- Schulterheben und Abwärtsziehen
- Zusammenziehen der Schulterblätter

- Drehen des Kopfes
- Heben der Schlüsselbeine

Der Kapuzenmuskel stabilisiert außerdem die Wirbelsäule im Hals- und Brustwirbelbereich als Unterstützung der tiefen Rückenmuskeln. Zusammen mit dem breiten Rückenmuskel (M. latissimus dorsi) bedeckt er oberflächlich den gesamten Rücken.

Muskeln, die mit ihm zusammenarbeiten, sind (je nach Bereich): M. levator scapulae (Schulterblattheber), M. pectoralis minor (kleiner Brustmuskel), Mm. rhomboidei (Rautenmuskeln) u. a..

Die Gegenspieler sind (je nach Bereich): M. pectoralis major (Großer Brustmuskel), Mm. rhomboidei (Rautenmuskeln), M. latissimus dorsi (breiter Rückenmuskel) u. a..

2. Muskeln des Rumpfgürtels (Sie liegen versteckt unter Latissimus und Trapezmuskel)

Großer Rautenmuskel (M. rhomboideus major)

Er zieht von den Dornfortsätzen der oberen Brustwirbel an den zur Körpermitte hin gelegenen Rand (medialer Rand) beider Schulterblätter. Er hat folgende Aufgabe:

- Zusammenziehen der Schulterblätter
- Fixation des Schulterblattes

Muskeln, die mit ihm zusammenarbeiten, sind: M. rhomboideus minor (kleiner Rautenmuskel), M. levator scapulae (Schulterblattheber), M. trapezius ((Kapuzenmuskel) mittlerer Anteil).

Die Gegenspieler sind: M. serratus anterior (Vorderer Sägemuskel), M. pectoralis major und minor (Großer und kleiner Brustmuskel).

Kleiner Rautenmuskel (M. rhomboideus major)

Er zieht von den Dornfortsätzen der unteren Halswirbel an die oberen zur Körpermitte hin gelegenen Schulterblattecken beider Schulterblätter.

Er hat folgende Aufgabe:

- Fixation des Schulterblattes am Rumpf

Levator scapulae (Schulterblattheber)

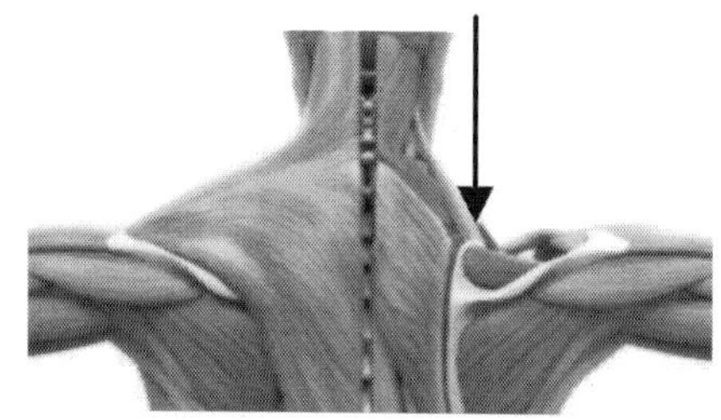

Er verläuft von den Querfortsätzen der oberen Halswirbelsäule zu den oberen, zur Körpermitte hin gelegenen Schulterblattecken der beiden Schulterblätter. Er hat folgende Aufgabe:

- Heben des Schulterblattes

M. teres major (Großer Rundmuskel)

Er zieht vom unteren Drittel des Schulterblattes zum Oberarm. Er ist für folgende Bewegungen zuständig:

- Seitliches Heranführen des Armes

- Rückführung des Armes
- Innenrotation (Innendrehung) des Armes

So arbeitet er mit folgenden Muskeln zusammen: M. latissimus dorsi (Breiter Rückenmuskel), M. pectoralis major (Großer Brustmuskel), M. triceps brachii (Dreiköpfiger Armmuskel, meist einfach Trizeps genannt).

Die Gegenspieler sind: M. biceps brachii (Zweiköpfiger Armmuskel, meist einfach Bizeps genannt), M. deltoideus (Deltamuskel - Schultermuskel), M. supraspinatus (Obergrätenmuskel), M. infraspinatus (Untergrätenmuskel).

M. teres minor (Kleiner Rundmuskel) (Teil der Rotatorenmanschette)

Er zieht vom unteren Drittel des Schulterblattes zum Oberarm. Er ist für folgende Bewegungen zuständig:

- Seitliches Heranführen des Armes
- Stabilisation des Oberarmkopfes
- Außenrotation (Außendrehung) des Armes

So arbeitet er mit folgendem Muskel zusammen: M. infraspinatus (Untergrätenmuskel)

Die Gegenspieler sind: M. subscapularis (Unterschulterblattmuskel - Teil der Rotatorenmanschette), M. pectoralis major (Großer Brustmuskel), M. teres major (Großer Rundmuskel), M. deltoideus (Deltamuskel - Schultermuskel).

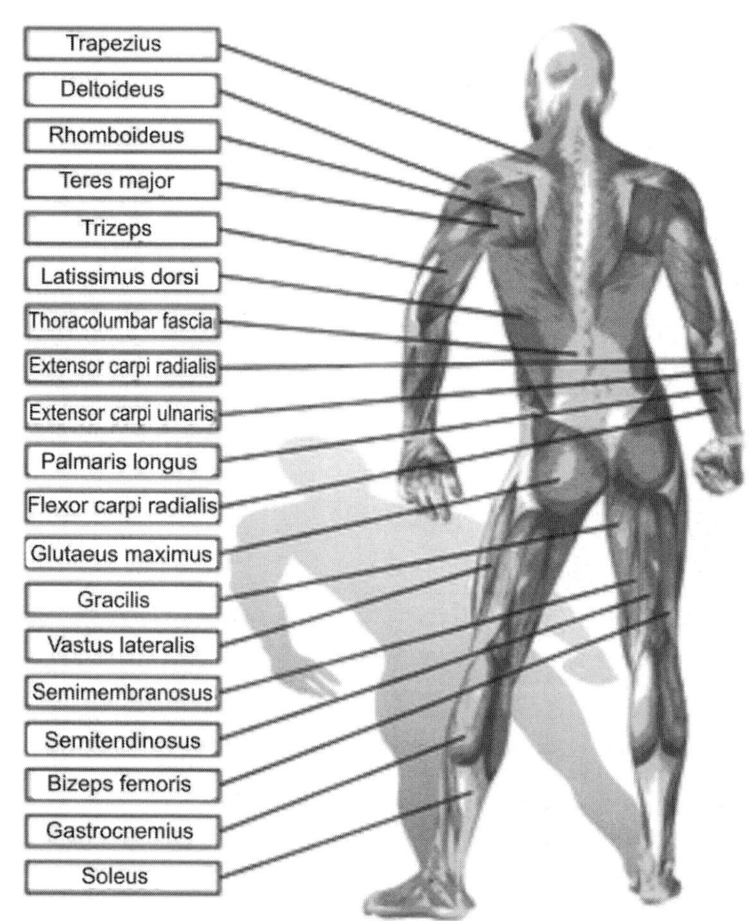
Trapezius
Deltoideus
Rhomboideus
Teres major
Trizeps
Latissimus dorsi
Thoracolumbar fascia
Extensor carpi radialis
Extensor carpi ulnaris
Palmaris longus
Flexor carpi radialis
Glutaeus maximus
Gracilis
Vastus lateralis
Semimembranosus
Semitendinosus
Bizeps femoris
Gastrocnemius
Soleus
Ischiocrurale Muskulatur

M. supraspinatus (Obergrätenmuskel) (Teil der Rotatorenmanschette)

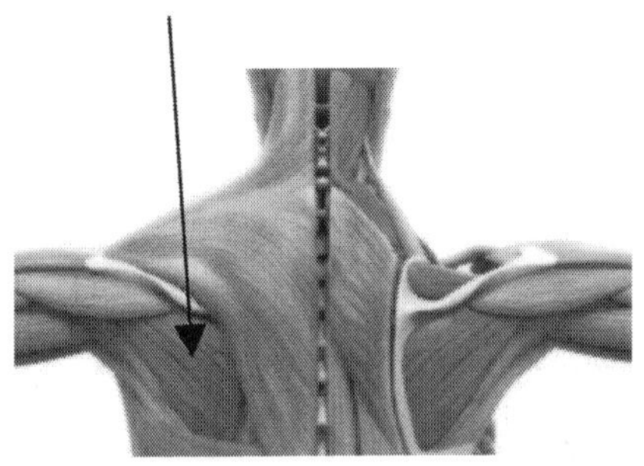

Er zieht von der inneren oberen Schulterblattecke zum Oberarm und ist für folgende Bewegungen zuständig:

- Seitliches Anheben des Armes
- Außenrotation (Außendrehung) des Armes

Er arbeitet mit folgenden Muskeln zusammen: M. infraspinatus (Untergrätenmuskel), M. teres minor (Kleiner Rautenmuskel), M. deltoideus (Deltamuskel - Schultermuskel)

Seine Gegenspieler sind: M. latissimus dorsi (Breiter Rückenmuskel), M. teres major (Großer Rundmuskel), M. triceps brachii (Dreizipfeliger Armmuskel, meist einfach Trizeps genannt).

M. infraspinatus (Untergrätenmuskel) (Teil der Rotatorenmanschette)

Er zieht vom inneren Rand des Schulterblattes zum Oberarm und ist für folgende Bewegungen zuständig:

- Seitliches Anheben des Armes

- Außenrotation (Außendrehung) des Armes
- Stabilisation des Oberarmkopfes

Er arbeitet mit folgenden Muskeln zusammen: M. supraspinatus (Obergrätenmuskel - Teil der Rotatorenmanschette), M. teres minor (Kleiner Rundmuskel)

Seine Gegenspieler sind: M. subscapularis (Unterschulterblattmuskel), M. teres major (Großer Rautenmuskel), M. pectoralis major (Großer Brustmuskel)

3. Wirbelsäulen-Rippen-Muskeln

Hierzu gehören **der vordere obere Sägemuskel** (lat. M. serratus anterior) und **der hintere untere Sägemuskel** (lat. M. serratus posterior inferior). Den Namen haben diese Muskeln aufgrund ihrer gezackten, an ein Sägeblatt erinnernden, Ränder erhalten. Sie verlaufen von den Dornfortsätzen der unteren Hals- und oberen Brustwirbel, bzw. der unteren Brust- und oberen Lendenwirbelsäule, zu den Rippen. Sie zählen auch zu den Atemhilfsmuskeln und heben bzw. senken die Rippen bei der Ein- bzw. Ausatmung. Der rippennahe Anteil des großen Sägemuskels ist bei muskulösen Menschen gut zu erkennen.

Die kurzen Nackenmuskeln (M. rectus capitis posterior minor, M. rectus capitis posterior major, M. obliquus capitis superior, M. obliquus capitis inferior)

Sie verbinden das Hinterhaupt, Atlas und Axis und wirken direkt auf die Kopfgelenke ein. So sind sie für die Balance des Kopfes und die Feinabstimmung der Bewegung von Bedeutung.

Sie sind für folgende Bewegungen zuständig:

- Neigen des Kopfes nach hinten
- Neigung des Kopfes zur Seite
- Drehen des Kopfes nach links oder rechts

Auch wichtig bei Nackenschmerzen:

M. pectoralis major (Großer Brustmuskel)

Er zieht vom Schlüsselbein über das Brustbein zum Oberarm.

Es ist für folgende Bewegungen zuständig:

- Seitliches Heranziehen des Armes
- Vorführen des Armes
- Einwärtsdrehen des Armes

Er ist bei allen Armbewegungen beteiligt, die vor dem Körper ausgeführt werden. Dabei werden die Schultern nach vorne und meist auch nach oben gezogen. Wenn der Brustmuskel also zu sehr beansprucht wird, wirkt sich das auch auf die Nackenmuskulatur aus, die dann mit Verspannungen reagieren kann. Wenn bereits ein verspannter Nacken besteht, sollte ein intensives Brustmuskeltraining vermieden werden.

Beweglichkeit der Wirbelsäule

Im Rumpf sind (bei der menschlichen Wirbelsäule) 4 Bewegungen möglich:

- Vorwärtsneigung
- Rückwärtsneigung
- Seitwärtsneigung
- Drehbewegungen

Die Halswirbelsäule ermöglicht die Kopfbewegungen. Sie finden in erster Linie in den oberen Bereichen der Halswirbelsäule statt. Hier betrachtet man immer ein sogenanntes Bewegungssegment, das eine Einheit bildet. Zu diesem gehören immer zwei benachbarte Wirbel einschließlich der dazwischenliegenden Bandscheibe, die Zwischenwirbellöcher, die kleinen Wirbelgelenke und die stabilisierenden Bänder.

Verschiedene Funktionen werden durch die Bewegung unterstützt.

Neben der reinen Bewegung des Rumpfes bzw. des Kopfes, unterstützt die Beweglichkeit der Wirbelsäule noch einige spezielle Aufgaben. Dazu gehören u. a.:

- die konstante Ausrichtung des Kopfes, auch bei komplexen Körperbewegungen,
- die Rippenatmung,
- die Aufrechterhaltung des Gleichgewichts

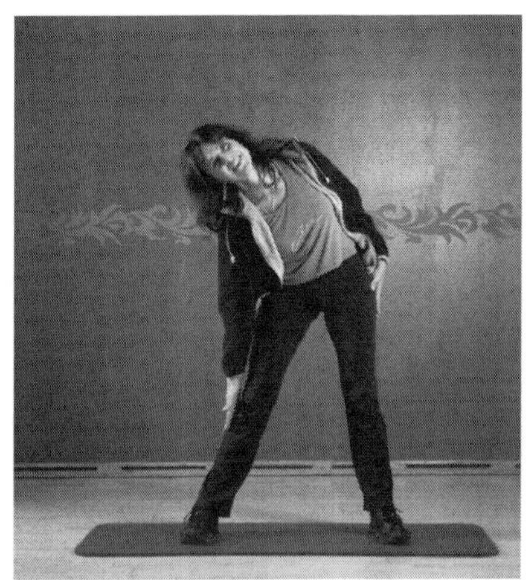

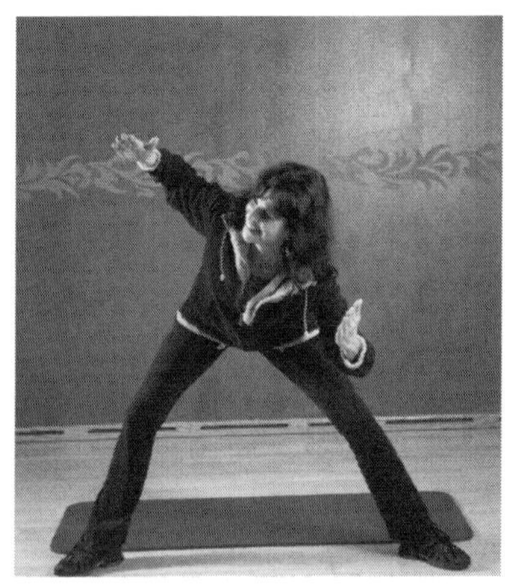

Nerven

Der Mensch besitzt 31 Paar Spinalnerven (Rückenmarksnerven), die zwischen den einzelnen Wirbeln durch die Zwischenwirbellöcher treten, nämlich (fast) analog zur Rückenmarkseinteilung auf jeder Seite:

- 8 Halsnerven, (Nervi cervicales)
- 12 Brustnerven (Nervi thoracales)
- 5 Lendennerven (Nervi lumbales)
- 5 Kreuzbeinnerven (Nervi sacrales) und
- 1 Steißbeinnerv

Die Nerven treten zwischen den einzelnen Wirbeln aus. Sie können gereizt werden, wenn die Wirbel sich gegeneinander verschieben, verrutschen, oder wenn die Bandscheiben, die zwischen den Wirbeln als Puffer dienen, abflachen oder gar eine Bandscheibenvortreibung bzw. ein Bandscheibenvorfall besteht.

Aber auch schon muskuläre Verspannungen können zu einer Reizung führen.

Die funktionelle Einheit: Kopf - Nacken - Schulter

Alle drei Bereiche sind miteinander verbunden. Deshalb können Schulterschmerzen aufgrund eines Halswirbelsäulenproblems auftreten und Nackenverspannungen durch „falsche" Armbewegungen, aber auch durch eine Kieferfehlstellung entstehen. Sie werden durch denselben nervlichen Ursprung versorgt und so können gereizte Nerven, die der Halswirbelsäule entspringen, diese Beschwerden verursachen.

Faszien

Forscher haben neue Ursachen bzw. Auslöser für Schmerzen im Bewegungsapparat gefunden - die Faszien. Dieses kollagenhaltige Bindegewebe umhüllt jeden Muskel, einzelne Muskelfasern sowie den Körper als Ganzes. *„Bei Rückenschmerzen spielen nur in circa 20 Prozent die Bandscheiben eine Rolle“*, ist der international bekannte Faszienforscher Dr. Robert Schleip überzeugt. Bei 80 Prozent ist die Schmerzursache meistens unklar.

„Heute wissen wir, dass mikroskopisch kleine Risse in den Faszien Schmerzen auslösen können.“ Diese treten dann nicht nur im Bewegungsapparat auf, sondern z. B. auch Spannungskopfschmerzen sind möglich. Normalerweise sind Faszien für die Beweglichkeit und Leistungsfähigkeit zuständig. Dies wird durch eine vielverzweigte Faszienstruktur aus Wasser, Kollagen, Zucker-Eiweißverbindungen und verschiedenen Klebstoffen erreicht. Diese Zusammensetzung bringt Elastizität und sorgt für gleitfähige Bewegungen der Muskeln - im Alltag ebenso wie beim Sport.

Faszien sind enorm reißfest. *„Sie sind oft nur einen Millimeter dick, können aber eine Zugkraft von mehr als 60 Kilogramm aushalten“*, so Dr. Schleip. Ihre Fähigkeit sich anzupassen nimmt jedoch bei Bewegungsmangel, Überlastung, einseitiger Beanspruchung oder Fehlhaltung ab. Dann ist es möglich, dass das Gewebe regelrecht verklebt. Auch benachbarte Muskeln verhärten dann, weil sie wie Spinnweben zusammenhängen.

Faszien in gesundem Aufbau und jugendlicher Form sorgen für

einen federnden Gang und Laufstil. Wenn sich der Körper jedoch spröde oder teigig anfühlt, ist das ein Zeichen für verklebte Faszien. Ihre Struktur ist normalerweise geordnet. „Verknoten“ sich einzelne Fasern, fehlt der nötige Halt. Dann kann die Energie zwischen den Geweben nicht mehr störungsfrei übertragen werden. Betrachtet man zum Beispiel die Achillessehnen von Antilopen oder Kängurus, sieht man, dass diese eine hohe Elastizität haben. Sie funktionieren wie Sprungfedern. Diese Tiere können viel mehr Sprungenergie entwickeln als ihre Muskeln dies erlauben würden. Vor wenigen Jahren haben Wissenschaftler entdeckt, dass wir Menschen eine ähnliche Veranlagung haben - zumindest in jungen Jahren.

Faszien als Schmerzauslöser

Da lange Zeit die Bedeutung der Faszien nicht erkannt wurde, wurde ein gezieltes Faszientraining zur Schmerzlinderung gar nicht durchgeführt. *„Ihre wichtige Rolle für den Bewegungsablauf ist wissenschaftlich eine relativ neue Erkenntnis“,* so Robert Schleip, der seine Forschungen gemeinsam mit einer Arbeitsgruppe der Universität Ulm durchführt.

Auch in diesem Gewebe finden wir das Zusammenspiel von Yin und Yang. Ein Gleichgewicht zwischen Stabilität und flexibler Geschmeidigkeit. So hat derjenige, der das Gewebe elastisch und widerstandsfähig erhält, einen bestmöglichen Schutz gegen vielfältige Beschwerden. Wird das Fasziennetz aber vernachlässigt, führt das früher oder später zu Verspannungen und Schmerzen. Sogar Verletzungen wie Zerrungen treten verstärkt auf.

Darüber hinaus sind Faszien in der Lage, sich auch unabhängig von der Muskulatur zusammenzuziehen.

Sie sind innerhalb ihres Netzwerkes auch mit anderen Strukturen verbunden, z. B. Sehnen, Bändern und Gelenkkapseln. D. h., die Faszien fördern auch die Ganzkörperkoordination. Faszientraining ist also ein wichtiger Bestandteil der Rückengymnastik. *„Die Trainierbarkeit der Faszien ist mittlerweile gut erforscht"*, sagt Dr. Schleip. *„Dabei geht es nicht etwa um schweißtreibendes Kraft- oder Ausdauertraining. Faszienarbeit ist viel spezifischer."*

Es umfasst hauptsächlich ein Training aus weichen, dynamischen, langkettigen Dehnübungen, weil Faszien hauptsächlich auf Dehnungsreize reagieren.

Auch erhöhen bei bewusster Atmung konzentriert ausgeführte Bewegungsabläufe die Elastizität und Federkraft. Eine aktive Faszienkontraktion erreichen wir durch elastische, federnde Bewegungen. Verklebungen und Verhärtungen können durch spezielle Eigenmassagen gelöst werden. Die Muskeln werden durch geschmeidige Faszien sehr entlastet. So erreichen wir mit Faszientraining eine Steigerung der körperlichen Leistungsfähigkeit. Man wird beweglicher, gelenkiger und ist darüber hinaus auch ausgeglichener.

Das liegt daran, dass Faszien einen entscheidenden Sitz unserer Empfindungen darstellen. Andrew Taylor Still, der Begründer der Osteopathie, sah das so: *„Die Seele des Menschen mit all ihren Strömen puren Lebenssaftes scheint in den Faszien des Körpers zu* *fließen."* Da sie mit zahlreichen Nervenenden ausgestattet sind, geben sie ständig Informationen an unser Gehirn weiter. Viele Akupunkturpunkte finden sich auf den Faszien, da wichtige im Körper verlaufende Faszien-Ketten weitgehend mit den Meridianen der Traditionellen Chinesischen Medizin übereinstimmen. Die meisten Akupunkturpunkte befinden sich an Faszien-Kreuzungspunkten, da dort sogenannte Septen von der Oberfläche in die Tiefe reichen und sich hier viele Rezeptoren wie freie Nervenenden befinden.

Umgekehrt kann emotionaler Stress die Beschaffenheit der Faszien beeinträchtigen. *„In Studien konnten wir zeigen, dass sich hohe Stresspegel auf die Gewebespannung auswirken können"*, sagt Dr. Schleip. Ganz wichtig auch: Faszien brauchen für ihr Wachstum genügend Schlaf. *„In der Nacht wird das Wachstumshormon HGH gebildet."* So kann chronischer Schlafmangel eine gesunde Faszienerneuerung verhindern.

Ganz oben bilden die Faszien und natürlich die Muskeln des Nackens das Ende der Rückenlinie, die bei den Füßen beginnt. Spannungen, die durch eine Veränderung dieser Rückenlinie entstehen, werden über die Faszien übertragen bis zu den Muskeln und Faszien des Nackens. Hier ist das Ende dieser faszialen Verschaltung, so dass die Spannung hier nicht mehr an eine andere Region weiterverteilt werden kann. Im Nackenbereich entstehen so oft fasziale Spannungen, da, wie in vorigen Kapiteln erwähnt, der Kopf zudem noch getragen und in Balance gehalten werden muss.

Mit Schmerzmanagement meine ich den Umgang mit dem Schmerz. Die Einstellung zum Schmerz, die Gewichtung des Schmerzes, bzw. die evtl. Einschränkung und den Umgang mit ihr. Erwartungen sind oft der Grund für Unglück und Trauer. Eine neugierig offene Haltung und die Absicht, einfach anzunehmen, was kommt, bringt Ruhe in das Leben. Und man findet plötzlich viele Gründe, sich in seinem Leben zu freuen und dankbar zu sein. Das Augenmerk liegt auf dem Schönen im Leben - d. h. das Glas ist halb voll und nicht halb leer, wie der Spruch hervorragend verdeutlicht.

Im Leben eines Indianers gibt es keine schlechten Tage. Auch wenn die Zeiten noch so schwierig sind. Jeder Tag ist gut. Weil du am Leben bist, ist jeder Tag gut!

Indianische Weisheit (Crow)

Erwartungshaltung

Selbst die moderne Schmerzforschung hat erkannt, dass emotionale Einstellungen und Erwartungshaltungen das Schmerzerleben immer beeinflussen - auch, wenn ganz klar körperliche Ursachen vorliegen. Es gibt Fallberichte aus dem zweiten Weltkrieg von schwerverletzten Soldaten, die keine Schmerzmittel brauchten, obwohl sie verstümmelt waren - und das nicht aufgrund des ersten Schocks. Sondern sie sahen die Verletzung positiv - sie wurden vor dem Tod gerettet. Umgekehrt kann eine negativ beurteilte Vorstellung, dass z. B. Strukturen der Wirbelsäule unwiderruflich zerstört seien, den Schmerz verstärken und mit jeder Attacke noch schlimmer machen. Eine Studie über die Rolle der Erwartungshaltung bei der Schmerzintensität zeigt z. B. auch, dass der gleiche, leichte Schmerz viel massiver wahrgenommen wird, wenn man dem Probanden sagt: *„Achtung, jetzt wird es sehr, sehr schmerzhaft!"* - als wenn er im Gegensatz dazu vorher hört: *„Das tut jetzt nur etwas weh"*. Der gleiche Schmerz wird bei der massiven Ankündigung als vier- bis fünfmal stärker wahrgenommen.

Die Macht der Psyche, des Geistes, wirkt sich (nicht nur) bei Schmerzen im positiven wie auch im negativen Sinn aus.

Aus der Hypnose wissen wir, dass Suggestionen eine unvorstellbare Wirkung haben. Eine zwar unrealistische aber suggestive Vorstellung, ein Wirbel oder eine Bandscheibe "rutsche heraus", führt z. B. bei vielen Menschen mit Rückenschmerzen dazu, dass sie in ihrer Beweglichkeit noch mehr eingeschränkt werden. Sie entwickeln zudem Vermeidungsstrategien und verkrampfen somit immer mehr. Dieses, aus Angst entstandene Vermeidungsverhalten, kann zu noch mehr Schmerz und auch Verzweiflung führen.

Wenn sich diese negativen Erwartungshaltungen dann tief in die Psyche und das Nervensystem eingegraben haben, braucht es die Bereitschaft der Patienten, sich vom rein körperbezogenen Denken bzgl. der Beschwerden abzuwenden, und über sich selbst und ihr Leben nachzudenken bzw. zu reflektieren. Ist man dazu nicht bereit, kann es zu diversen Abhängigkeiten kommen. Nicht nur von Medikamenten, sondern auch von Therapeuten, die immer wieder "einrichten" und "gerade rücken" müssen. Leider können diese nicht geraderücken, was man selber verdrängt oder vernachlässigt.

Es kommt hier nicht darauf an, alles was verdrängt wurde, ans Licht zu bringen. Es geht vielmehr darum, sich einer grundsätzlichen Einsicht zu öffnen, dass Seele und Körper (und auch der Geist) eine untrennbare Einheit bilden. Dass Schmerzen keine (ausschließlich) körperliche Ursache zugrunde liegt, sondern dass die Schmerzauslöser aufgrund eines seelischen Vorgangs entstehen und man keine Angst vor bleibenden Schäden haben muss.

Denn wenn man bei häufigen oder ständigen Schmerzen damit rechnet, dass diese sich im Lauf des Lebens nur noch verschlimmern, führt das tatsächlich dazu, dass sich das Krankheitsbild weiter verschlechtert und die ärztliche Therapie kaum anschlägt.

Die Macht der Gedanken - man hört immer wieder davon. Und auch von der sich selbst erfüllenden Prophezeiung hat wohl jeder schon gehört. Pessimismus blockiert die Selbstheilungskräfte und führt dazu, dass man nicht alles tut, um seine Gesundheit wieder herzustellen. Man „erstarrt“ in Resignation. Aber, wie an anderer Stelle bereits erwähnt, bedeutet das Krankheit. Umgekehrt aber sorgen positive, sich selbst erfüllende Prophezeiungen dafür, dass unsere Selbstheilungskräfte mobilisiert werden und wir so gesund werden. Untersuchungen zeigen deutlich, dass die Erwartung gesund zu werden, zu realen körperlichen und biochemischen Veränderungen führt.

Was wir erwarten wird Wirklichkeit - im Guten wie im Schlechten!

Die fehlende Aussicht, also die fehlende Hoffnung auf Heilung, kann zu Verbitterung, Gereiztheit, Resignation oder Verzweiflung führen. Sogar Depressionen können entstehen.

Annehmen und Akzeptieren

Wenn es uns gelingt, die Situation, in der wir uns befinden anzunehmen und zu akzeptieren, hören wir damit auf, Dinge zu bekämpfen, die wir nicht ändern können. Vielleicht kennen Sie den schönen Spruch:

Gott, gib mir die Gelassenheit,
Dinge hinzunehmen, die ich nicht ändern kann,
den Mut, Dinge zu ändern, die ich ändern kann,
und die Weisheit, das eine vom anderen zu unterscheiden.

(R. Niebuhr)

Durch diese Gelassenheit bekommen wir einen inneren Frieden, der wie Balsam auf unsere Seele wirken kann. Zudem schenkt sie uns neue Energie und Zeit. Die Energie nämlich, die ansonsten für das Bekämpfen des Unabänderlichen verschlungen würde. So haben wir neue Energie, um die Dinge zu tun, die unserem Wohlbefinden und unserer Gesundheit förderlich sind.

Ich meine damit nicht die negative Resignation, sondern das

positive Annehmen. Resignation führt in die negative Passivität. Annehmen in eine positive Aktivität. Wenn wir resignieren, haben wir das Gefühl, die Situation habe uns quasi besiegt. Wenn wir die Situation annehmen, reagieren wir durchaus souverän und handeln bewusst aus eigenem Wunsch heraus.

Selbstverständlich muss und kann nicht alles in dieser Welt angenommen werden. Ich spreche von den Dingen, die wir (vielleicht nur momentan) nicht ändern können.

Loslassen

Wenn wir eine Erfahrung gemacht haben, in der wir uns z. B. gekränkt, verletzt oder ungerecht behandelt gefühlt haben, kann es passieren, dass wir uns regelrecht darin verbeißen. Wenn wir aber nicht loslassen, bleiben wir in dieser Situation, die uns, seelisch und körperlich, schadet. Das führt dann dazu, dass wir unsere Fähigkeiten, uns zu heilen, nicht ausschöpfen können.

Wenn ich loslassen kann, bin ich in der Lage, mich an ein Ereignis anzupassen. Ich akzeptiere, was mir passiert ist, obwohl es nicht meinen Wünschen entspricht. Z. B. eine Kränkung, ein Fehler, große Lebenspläne, die sich nicht erfüllen, Krankheit usw..

Das „Loslassen" geschieht in Kopf und Seele. Wir wenden den Blick von der belastenden Situation ab und richten ihn nach vorne. Es hat wieder etwas mit der Aufmerksamkeit und dem Fokus zu tun. Wir wenden unsere Aufmerksamkeit von dem belastenden Ereignis ab. Die Gedankenspirale, *„Warum musste mir das passieren?"*, *„Warum ist das Schicksal so ungerecht?"*,

„Warum hat er mir das angetan?“ usw. führt nämlich immer zu denselben negativen Gefühlen.

Wenn wir aber bereit sind, das Vergangene zu akzeptieren (wir können es doch eh´ nicht ändern!) und bereit sind, festzustellen, dass die momentane Situation uns seelisch und körperlich schadet, kann Loslassen geschehen.

Das Akzeptieren folgender Dinge kann helfen:

„Die Dinge laufen nicht immer so, wie ich es gerne hätte.“
„Ich mache nicht immer alles richtig.“
„Manche Menschen verhalten sich nicht so, wie ich es mir wünsche.“
„Die Welt ist nicht immer gerecht.“

Vielleicht helfen auch folgende Gedanken oder Einstellungen:

„Ich muss es nicht gut finden, aber ich akzeptiere es.“
„Ich habe es verdient, dass es mir gut geht.“
„Ich kann meine Gefühle beeinflussen und steuern.“
„Loslassen bedeutet nicht, verloren zu haben oder ein Versager zu sein. Es bedeutet, ich bin es mir wert, für mich zu sorgen.“

Gefühle entstehen durch Gedanken, bzw. werden stark durch diese beeinflusst. Wir haben die Macht, unsere Gefühle durch anderes Denken zu beeinflussen. Allein der Gedanke *„Ich bin bereit loszulassen“*, verändert schon die innere Gefühlswelt. Wenn wir bemerken, dass die Gedanken wieder zu kreisen beginnen, können wir diese mit einem mentalen *„STOP!“* ausschalten und uns wieder bewusst sagen: *„Ich bin bereit loszulassen."* Mit der Zeit werden sich die Gefühle den Gedanken anpassen. Meiden Sie in der ersten Zeit, wie ein Süchtiger, Menschen, die in einer ähnlich krankmachenden Situation festsitzen und nicht loslassen können.

Wenn Sie das Loslassen durchhalten, bekommen Sie langfristig Freiheit, Energie, Erleichterung und Lebensfreude.

Lerne Loszulassen, das ist der Schlüssel zum Glück. *(Buddha)*

Dinge verändern, die ich verändern kann

Wenn ich Dinge verändere, die ich ändern kann, bekomme ich dadurch evtl. eine neue Lebensperspektive. Ich erkenne, dass ich nicht hilflos bin, dass ich nicht machtlos bin und mein „Schicksal" in einem bestimmten Rahmen selbst bestimmen kann. Im Fall von Schmerzen, oder eben speziell Rückenschmerzen, kann diese Veränderung, z. B. in Form von Rückengymnastik oder auch aufgrund der inneren Einstellung geschehen.

Nicht die Umstände bestimmen uns, sondern wir bestimmen unsere Umstände.

(Johann Wolfgang von Goethe)

Glaube an einen Sinn

Unsere Welt ist Teil des Kosmos (griechisch = Ordnung). Alles unterliegt einer Ordnung. Z. B. kreisen Planeten in festen Bahnen um die Sonne, ein Stein fällt zu Boden durch die Erdanziehung, Wasser verdampft bei hohen Temperaturen usw.. Dieses Ordnungsprinzip gilt in der Natur für den gesamten Kosmos, also auch für unsere Welt. Daher gibt es keine Zufälle im Sinne eines Ereignisses, das nicht einer Gesetzmäßigkeit unterworfen wäre. Alles, was passiert, ist bestimmten Gesetzmäßigkeiten unterworfen.

Ereignisse, deren Zusammenhänge, Ursachen und Wirkungen wir nicht begreifen können, bezeichnen wir oftmals als Zufall, Glück, Pech usw.. Doch alles im Leben ist etwas, das uns gesetzmäßig „zufällt“. Der Sinn wird uns, wenn überhaupt, oft erst im Nachhinein bewusst. Gäbe es im Kosmos nur ein außergesetzmäßiges Ereignis, er würde zusammenstürzen.

Was auf materieller, körperlicher Ebene gilt, gilt auch für den immateriellen, geistigen Bereich. *(Quelle: Der Weg zum wahren Reiki-Meister, Dalberg).*

Liegt dem Leben ein Plan zu Grunde, so muss eine Abweichung von unserem Lebensplan (durch die freie Willensentscheidung) immer zu Korrekturen führen. Diese sind schmerzhaft und werden oftmals als Schicksal interpretiert. Auch Krankheiten können daraus entstehen. Wenn ich nun davon überzeugt bin, dass ein Sinn hinter dem steht, was geschieht, kann ich es eher annehmen.

Vielleicht sind wir auch gar nicht von unserem Lebensplan abgewichen, sondern die Krankheit muss sich aus einem anderen Grund manifestieren. Vielleicht sollen wir daraus etwas lernen, oder es soll mich in irgendeiner Weise prägen. Wenn ich Krankheit und Schmerz so als etwas Positives sehen kann, verändert sich meine Einstellung dazu und aus Untersuchungen weiß man, dass die Schmerzintensität extrem von meiner **Einstellung zum Schmerz** abhängt.

Die eigene Position in der Welt

Drehen sich alle Gedanken nur um einen selbst, kann das Schmerzen verschlimmern. Die Fokussierung auf den Schmerz fördert eine negative Gedankenspirale. *„Warum passiert das ausgerechnet mir?“* (Warum soll es denn gerade nicht mir passieren) - *„Immer bekomme ich diese Schmerzen“* (Vielleicht nicht wirklich immer, aber die Aufmerksamkeit und Konzentration liegt ja auf dem Negativen) - ein stetes „Jammern“ entsteht, wie: *„Ich habe Schmerzen, ich muss leiden, ich bin so arm!! Ich - Ich - Ich“*. Wenn wir uns selbst nicht mehr als wichtigsten Mittelpunkt der Welt sehen, sondern als einen Teil der Welt, in der vielleicht sogar noch Wichtigeres vorhanden ist, öffnet sich unser Bewusstsein, und unsere Konzentration, der Blick, wird einfach wieder nach außen gerichtet und nimmt noch viel mehr wahr als unseren (im Vergleich zur Welt) „kleinen“ Schmerz.

Kontrolle und Macht - Verantwortung übernehmen

Wenn ich mich hilflos dem Schmerz und der Krankheit hingebe, ihnen also die Kontrolle und die Macht verleihe, werde ich tatsächlich machtlos. Ich ergebe mich, wie ein Kind, gebe (mich) auf und verliere nicht nur die Kontrolle, sondern auch Lebensfreude, Kraft und Stärke. Wenn wir aber nicht gewillt sind, den Schmerz die Kontrolle übernehmen zu lassen, übernehmen wir wieder Verantwortung für uns und unsere Gesundheit. Gerade der Aspekt der Verantwortung wird sehr gerne abgegeben. An die Ärzte, die einen heilen sollen - die Krankenkassen, die alles bezahlen sollen - die Freunde, die auch alles verstehen sollen - die Familie, die einen umsorgen soll und die Gesellschaft, die ohnehin an allem Schuld ist. Ich will damit nicht sagen, dass Sie sich keine Hilfe holen sollen. Das ist oft sehr wichtig! Es geht nur darum, die Verantwortung nicht abzugeben, sondern sich in seiner eigenen Verantwortung bewusst Hilfe zu nehmen, sich aber nicht ausschließlich auf sie zu verlassen.

Äußere und innere Haltung

Manche Menschen gehen betont aufrecht durchs Leben, bei anderen wirkt die Körperhaltung schlaff oder gebeugt. Daraus schließen wir instinktiv auf die Persönlichkeit.

Psychische Einflüsse auf die Körperhaltung spielen häufig bei chronischen Rückenschmerzen eine Rolle. Vor allem, wenn wir bewusst versuchen, durch eine bestimmte Körperhaltung auf andere einen besonderen Eindruck zu machen. Diese bewusste „Manipulation“ wird oft mit Rückenschmerzen bezahlt, weil die Kontrolle über die Haltung die Rückenmuskeln übermäßig anspannt und evtl. sogar zu Fehlhaltungen führt.

Wichtiger ist es, an der inneren Haltung zu arbeiten, die sich dann im äußeren wiederspiegeln kann, so dass der Körper nicht überbelastet wird.

Die innere Haltung kann durch dauernde seelische Überforderung, Angst, Unsicherheit und Depressionen stark belastet werden. Durch die Wirkung im Außen können dann chronische Rückenschmerzen entstehen. Die Wirbel und Bandscheiben verschleißen stärker, und bei der Untersuchung glaubt man herausgefunden zu haben, dass dies die Ursache der Schmerzen sei. Dann bessern sich die Beschwerden aber trotz einer dementsprechenden Behandlung nicht, oder es kommt nach einer vorübergehenden Linderung zu Rückfällen. Dann ist es nötig, durch Entspannung, Autosuggestion, Hypnose oder Psychotherapie die seelischen Ursachen der Schmerzen zu behandeln.

Psychisch bedingte Nackenschmerzen

Neben der seelisch-geistigen Haltung eines Menschen gibt es noch viele andere seelische Ursachen von chronischen Nackenschmerzen. Auch hier können die Wirbel und Bandscheiben dauernd ungünstig belastet und somit geschädigt werden. Menschliche Gefühle haben großen Einfluss auf den Gesundheitszustand des Rückens. Da viele, vor allem "negative" wie Trauer, Aggression und Wut, nicht „gesellschaftsfähig" sind, (demnach nicht gezeigt werden dürfen, sondern streng kontrolliert werden müssen, damit man nicht "aus dem Rahmen fällt") kann man die dabei entstandene Energie nicht sinnvoll abreagieren.

Eine Möglichkeit, diese Gefühle dann zu unterdrücken, bzw. sie zu verdrängen, sind chronische Verspannungen der Rückenmuskulatur. Mit dem entstehenden Schmerz können wir uns auch selbst für diese nicht tolerierten Gefühle bestrafen. Man könnte sagen, dass wir seelischen Schmerz durch einen körperlichen eintauschen. Körperlicher Schmerz wird oft viel eher toleriert, als ein seelischer. Verdrängte Ängste und Aggressionen führen immer wieder im Bereich der Halswirbelsäule zu Problemen, Depressionen können den gesamten Rücken betreffen, und chronische Überforderungen zeigen sich im Lendenwirbelbereich. Dann geht es um psychologische Schmerzbewältigung, die folgende Inhalte haben kann.

Methoden der psychologischen Schmerzbewältigung:

- Schmerzen entstehen oft in Stress- oder Belastungssituationen und werden in der Entspannung reduziert. Suchen Sie sich deshalb ein Entspannungsverfahren, das zu Ihnen passt und bei dem Sie sich wohlfühlen. Beispielsweise progressive Muskelrelaxation, autogenes Training, Selbsthypnose, Hypnose, Tai Chi, Qi Gong, Yoga, Reiki usw..

- In einer kognitiven Therapie können schmerzfördernde Gedanken (z. B. Katastrophieren) erkannt und durch hilfreiche Gedanken ersetzt werden. Z. B. *„Heute ist der Schmerz schon weniger“, „Irgendwann wird der Schmerz vergehen“, „Ich kann gut damit leben“* usw..

"Negative Gedankenmuster werden durch positive ausgeglichen und schließlich zum Versiegen gebracht." *(Dalai Lama)*

- Sie können lernen, den Fokus der Aufmerksamkeit weg vom Schmerz auf andere Inhalte zu lenken. Z. B. eine Vorstellung, ein Bild, einen nicht-schmerzenden Körperteil, einen Gespräch, ein Film usw..

- Imaginationen, also innere positive Bilder und Vorstellungen, können den Fokus vom Schmerz ablenken, wie auf einen Ort der Kraft, der inneren Ruhe - evtl. über Fantasiereisen.
- Aktivitäten, die Ihnen angenehm sind, wie z. B. ein Buch lesen, einen Spaziergang machen, Baden, usw., aber auch gezielte Rückengymnastik, verbessern die Stimmung und wirken sich positiv aus.
- Überdenken Sie Ihr bisheriges Verhalten. Die Vorstellung immer durchhalten zu müssen, also stundenlang zu arbeiten, nicht „Nein-sagen" oder Wünsche äußern zu können, ist der Gesundheit abträglich. Dagegen ist es wünschenswert, sich selbst immer wieder etwas Gutes zu tun.

Meditation

Jede Meditation, egal welcher Art, hilft, Schmerzen zu reduzieren. Es gibt aber einige Tipps und Anregungen, die man bei der Meditation berücksichtigen kann.

(aus: Ohne Rückenschmerzen bis ins hohe Alter, Dr. med. B. Reinhardt)

- Schenken Sie Ihren Schmerzen oder der schmerzenden Körperstelle volle Aufmerksamkeit und warten Sie dabei auf ein inneres Bild, das das Problem hinter dem Schmerz darstellt.
- Halten Sie in Ihrer Vorstellung Zwiesprache mit Ihrem Schmerz.
- Atmen Sie tief in den Bauch ein und wieder aus. Schenken

Sie dem Schmerz liebevolle Aufmerksamkeit und stellen Sie sich vor, wie er mit dem Ausatmen wegströmt.

- Suchen Sie in tiefer Entspannung die direkte Begegnung mit dem Schmerz, der als Freund und Ratgeber von Ihnen akzeptiert wird.
- Untersuchen Sie die Beschaffenheit des Schmerzes, z. B. nach Form, Farbe, Temperatur und Konsistenz. Er lässt sich ebenso klein machen, wie er früher in Ihrer Vorstellung groß gemacht wurde.
- Lassen Sie Ihre Fantasie spielen mit der Zielsetzung, den Schmerz zum Verschwinden zu bringen. Z. B. umhüllen Sie ihn mit warmem Licht und atmen Sie ihn dann weg.

Dankbarkeit

Es ist wahrscheinlich zu viel verlangt, für den Schmerz dankbar zu sein (auch wenn man manchmal dankbar sein sollte). Aber Sie können dankbar sein für alle anderen Dinge im Leben.

Ich selbst bin vielleicht gesegnet, denn ich habe abertausend Dinge für die ich dankbar bin. Den Kaffeeduft am Morgen, den Blick in unergründliche Katzenaugen, die immer in eine andere Welt zu schauen scheinen, den Duft einer Blume, grüne Wiesen und Wälder, den Ruf eines Vogels, die warmen Sonnenstrahlen, den energiegeladenen Wind, den erfrischenden Regen, nette Menschen (ich habe tatsächlich fast ausschließlich mit netten Menschen zu tun), ein Lächeln, einen fröhlichen Tag mit Freunden oder der Familie, einen erfüllten Arbeitstag und und und...

Vielleicht finden auch Sie einige Dinge, um dankbar zu sein. Lernen kann man dies, indem man sich z. B. abends noch mal überlegt, wofür man heute dankbar ist - und nur daran denkt bevor man zu Bett geht. Am nächsten Tag ist es vielleicht schon mehr und immer mehr. Ihr Leben wird so erfüllt sein, dass das Schöne überwiegen und Ihr Schmerz so in der Relation kleiner wird.

Oder seien Sie auch dankbar für die schmerzfreien Tage, anstatt auf die Tage zu schimpfen, an denen Sie Schmerzen haben. Seien Sie dankbar für die Zeit, in der Sie keine Schmerzen hatten, wenn der Schmerz geringer wird oder auch einfach nicht noch schlimmer wird.

Denke lieber an das, was du hast, als an das, was dir fehlt! Suche von den Dingen, die du hast, die besten aus und bedenke dann, wie eifrig du nach ihnen gesucht haben würdest, wenn du sie nicht hättest.

(*Marc Aurel)*

Ich bin dankbar, nicht weil es vorteilhaft ist, sondern weil es Freude macht.

(Lucius Annaeus Senec)

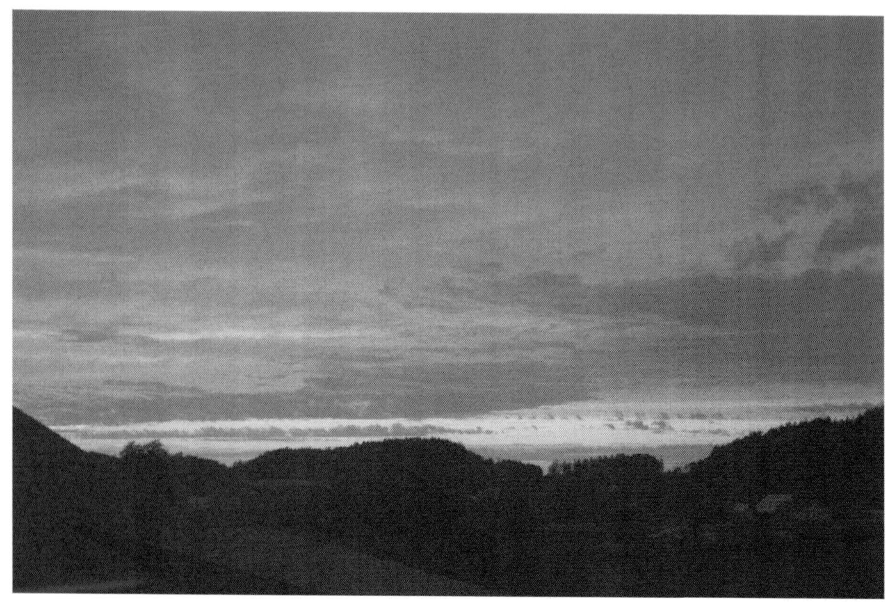

Spaziergänge in der Natur

Ein Waldspaziergang ist viel mehr als nur reine Entspannung. Forscher finden stets neue Erklärungen dafür, warum Ausflüge im Wald sich positiv auf Herz, Immunsystem und Psyche auswirken. Ich persönlich bin der Ansicht, dass wir ein Stück zu uns selbst zurückfinden, zu unserer Natur. Wir erleben und fühlen, dass wir ein Teil der Natur sind und erleben eine energiegeladene Kraft bei gleichzeitiger Ruhe in uns und in der Natur um uns herum.

Zu meiner Person

Ich bin unter anderem Lehrerin für Fitness, Gesundheit und Sportrehabilitation, Aerobic-Trainerin A-Lizenz und Personal Trainerin. Fast alle Ausbildungen habe ich bei der BSA-Akademie absolviert.

Nach einigen Jahren der Studioleitung bin ich nun freiberuflich tätig und gebe zusätzlich an einigen Studios noch Gruppenfitness-Stunden. Darüber hinaus habe ich eine psychotherapeutische Praxis (psychotherapeutische Heilpraktikerin) und bin spirituelle Lebensberaterin.

Sportliche Qualifikationen:

- Lehrerin f. Fitness, Gesundheit u. Sportrehabilitation (Präventionstrainerin, Rehatrainerin, Cardiotrainerin...)
- Trainerin für Gymnastik/Aerobic A-Lizenz
- Personal Trainerin
- Wellnesstrainerin
- Fitnesstrainerin
- Wellnessmasseurin
- Mentaltrainerin
- Trainerin Rückenschule nach traditionell chinesischer Medizin
- Ernährungsberaterin

Sonstiges:

BSA Symposium, Sersheim (Gründungsvorbereitung oder wie

man erfolgreich eine Fitnessanlage am Markt platziert; Motivation in Fitnessanlagen; funktionelles Krafttraining; der Kunde ist König- der gute Service im Fitness-Studio; Herz-Kreislauf-Risikofaktoren und neue Erkenntnisse in der Ernährung; optimale und richtige Gewichtsreduktion; erfolgreiches Marketing durch Zielgruppendefinition)

Workshop für Trainer: Qi Gong, VHS FN

Weiterbildung: Faszientraining, Shiatsu - Lehrgang

Psychologisch-energetische Qualifikation:

- Psychotherapeutische Heilpraktikerin
- Familienberaterin
- Spieltherapeutin
- Lerntherapeutin
- Heilhypnose
- Psycho-Kinesiologie
- Lösungsorientierte Kurzzeittherapie
- Mentaltrainerin
- Burnout Beraterin
- Sozialpädagogische Beraterin
- Bachblütentherapeutin
- Usui Reiki Meisterin/Lehrerin (17. Grad)
- Baraka Reiki Meisterin/Lehrerin
- Engel Ki Reiki Lehrerin
- Begradigungsenergie Reiki Lehrerin
- Kunst des Besprechens

- Kinesiologie
- Chakrenberaterin
- Auraberaterin
- Aromatherapeutin
- Energetische Räucherberaterin
- Edelsteinberaterin
- Craniosacralbehandlung
- Wellnessmasseurin
- Spirituelle Lebensberaterin

Praxisseminare:

Katathymes Bilderleben, Gestalttherapie

Ausbildungen: Lösungsorientierte Kurzzeittherapie, Heilhypnose, Hospitation: Sinova Klinik Bad Schussenried, Seminar: Spagyrik - Balsam für die Seele (Basis- und Fortgeschrittenenseminar)

Kontakt:

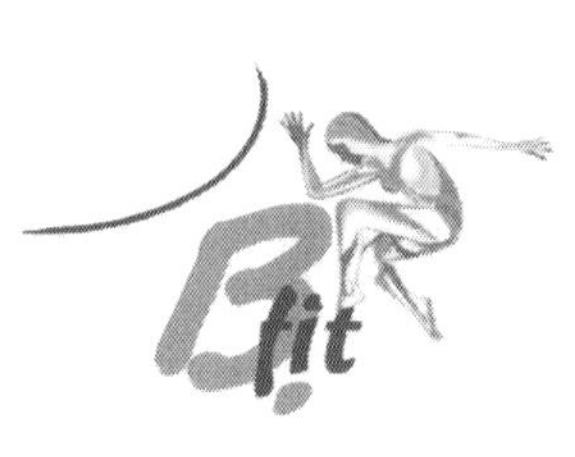

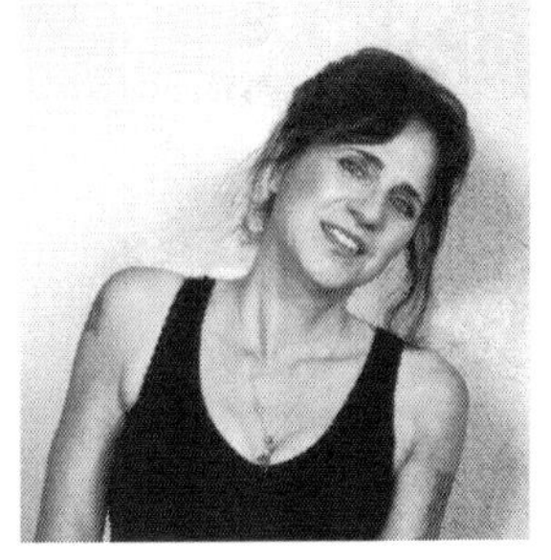

info@heilpraxis-ju.de

www.heilpraxis-ju.de

Quellenangaben

Bücher

- Der Nacken - gesund und schmerzfrei, Dr. Mommert-Jauch, Monika Schäfer, blv
- Das tut dem Nacken gut, Heike Höfler, blv
- Ohne Rückenschmerzen bis ins hohe Alter, Dr. med. Reinhardt
- Chinesische Rückenschule, Seefelder
- Spirituelle Rückenschule, Aeckersberg
- Säure-Basenbalance, Kraske-Fischer-Kührer
- Übersäuerung, Treutwein
- Krankheit als Weg, Dethlevsen, Dahlke
- Der Weg zum wahren Reiki-Meister, Dalberg
- Medizin zum Aufmalen III, Neumayer-Stark

BSA Lehrbriefe:

- Lehrer f. Fitness, Gesundheit und Sportrehabilitation
- Fitnesstrainer B-Lizenz

Lehrbrief: Rückentrainer nach traditionell chinesischer Medizin

Lehrunterlagen:

- Begradigungsenergie Reiki
- Ernährungsberaterin
- Usui Reiki
- Spirituelle Lebensberaterin

- Auraberaterin
- Chakraberaterin
- Mentaltrainerin
- Burnout Beraterin

Webseiten:

- dr-gumpert.de
- apothekenumschau.de
- heilpraxis.net
- netdoctor.de
- onmeda.de
- körpertherapie-zentrum.de
- fascial-fitness.de
- lifeline.de
- medizinfo.de
- vigo.de
- dierueckenschule.de
- psychotipps.com
- selbstbewusstsein-stärken.net

Fotos:

- Juliane Vögele
- Manfred Karremann
- Johannes Laidler
- Josef Hütter

fotalia - Kzenon

fotalia - annelluk

fotalia - highwaystarz

fotalia - karelnoppe

fotalia - mrallen

fotalia - vonuk

fotalia - nerthuz

fotalia - adimas

fotalia - high resolution

Juliane Vögele

Befrei Dich von Rückenbeschwerden

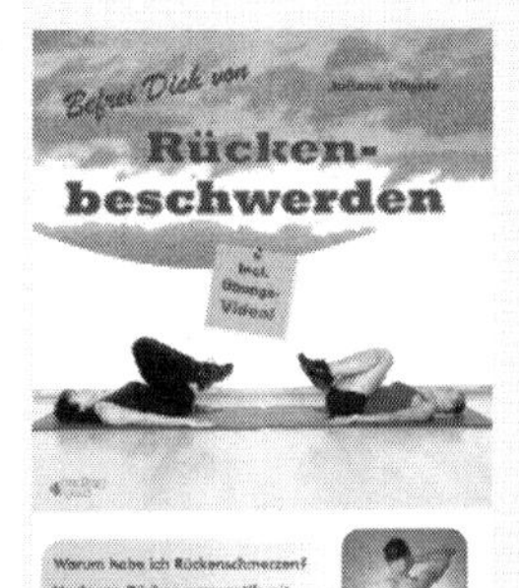

Drei von vier Deutschen leiden mindestens einmal im Leben an Rückenschmerzen. Längeranhaltende Rückenleiden sind sogar eine der häufigsten Ursachen, die zur Arbeitsunfähigkeit führen. Auch jüngere Menschen leiden inzwischen immer öfter an Rückenbeschwerden.

In diesem hilfreichen Lehrbuch werden unterschiedlcihe Ursachen beleuchtet und effektive Behandlungsmöglichkeiten, wirksame Rückenübungen sowie wertvolle Verhaltensweisen aufgezeigt, um sich endlich von diesem Rückenleiden dauerhaft zu befreien.

Sehr zweckdienlich ist auch das ergänzende ÜBUNGS-VIDEO.

Die verfilmten Rückenübungen sind eine Auswahl der im Lehrbuch beschriebenen Übungen und bereichern und erleichtern entscheidend Ihr Trainingsprogramm. Die vorgeführten Rückenübungen sind besonders hilfreich und ersetzen fast Ihren Personaltrainer.

Der beste BEWEIS für eine optimale körperliche Verfassung ist die Autorin und gelernte Lehrerin für Fitness, Gesundheit und Sportrehabilitation Juliane Vögele selbst. Sie litt jahrelang an teilweise unerträglichen Rückenschmerzen und lebt heute wieder weitestgehend schmerzfrei. Einen ausführlichen Bericht dazu finden Sie im Vorwort des Buches.

Es ist für die Autorin nach wie vor eine Genugtuung, dieses erfolgreiche Rückentrainingsprogramm an alle Betroffenen weiterzugeben.

Weitere Infos finden Sie auf der Internetseite des Verlages.
https://www.verlag-buch.de

Juliane Vögele

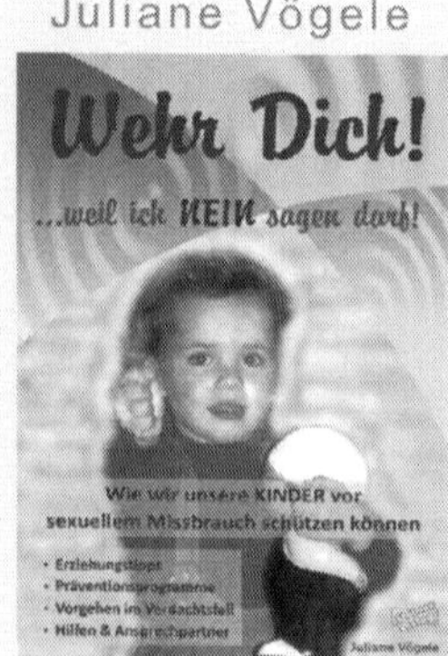

Wehr Dich! ...weil ich NEIN sagen darf!

Wie wir unsere KINDER vor sexuellem Missbrauch schützen können. Erziehungstipps, Präventionsprogramme, Vorgehen im Verdachtsfall, Hilfen & Ansprechpartner.

Das Buch „Wehr Dich!" von der erfahrenen Therapeutin auf dem Gebiet der Psychologie und Fachautorin Juliane Vögele beinhaltet Anregungen und Tipps zur Prävention von sexuellem Missbrauch von Kindern und Hilfestellungen zum Umgang mit Betroffenen, aber auch zur Vorgehensweise bei einem Verdacht.

Genau erörterte Erziehungstipps und Regeln zur Nutzung des Internets können Eltern oder Pädagogen helfen, die Persönlichkeitsentwicklung der Kinder positiv zu gestalten, ihr Selbstbewusstsein zu fördern und sie gleichzeitig zu schützen.

Darüber hinaus enthält das Buch auch Hintergrundwissen zum Thema Kindesmissbrauch, Informationen zu Tätern und Opfern, Fakten und Zahlen, sowie eine Beschreibung von Präventionsprogrammen, wie Sicherheitstraining bzw. Kursen zur Selbstverteidigung.

Zudem findet man auch Hilfen in Form von Ansprechpartnern und Adressen, an die man sich wenden kann.

Mehr Informationen unter www.verlag-buch.de

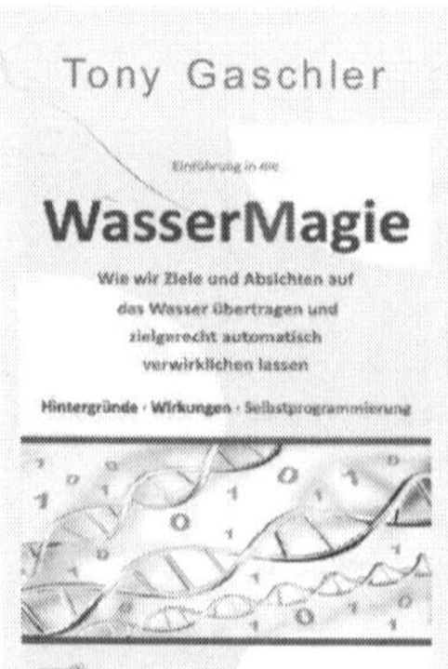

WasserMagie

Wie wir Ziele und Absichten auf das Wasser übertragen und zielgerecht automatisch verwirklichen lassen.

Hintergründe, Wirkungen, Selbstprogrammierung

Das Wasser hat außerordentliche und geradezu magische Eigenschaften und Fähigkeiten. Wasser ist nicht nur unser wichtigstes Lebensmittel und unser bedeutendster Energieträger.

Wasser hat auch ein Gedächtnis und es kann Informationen empfangen, verstehen, speichern, verarbeiten und in Form von elektromagnetischen Strahlen auf die Umgebung wieder aussenden und übertragen. Darüber gibt es nach dem heutigen Wissen der internationalen Wasserforscher nicht den geringsten Zweifel.

Die WASSERMAGIE - auch WASSERKOMMUNIKATION genannt - kann uns dabei sehr hilfreich sein, denn WIR SELBST haben die Macht und Fähigkeit, Informationen auf das Wasser zu übertragen.

In diesem Kurs von Tony Gaschler erfahren wir, wie wir gewünschte Informationen wie Absichten, Ideen, Strebungen, Ziele durch das Trinken des informierten Wassers auf das Selbstorganisations-System übertragen können, die sich nach erfolgreicher Übertragung völlig unbewusst und automatisch verwirklichen.

Die Wassermagie wirkt auch dann, wenn wir nicht daran glauben!

Mehr Informationen unter www.verlag.buch.de